JN095307

OCULISTA

編集企画にあたって…

斜視について学びたいという気持ちがあっても,「何からみたら良いのかわからない」という声を耳にする.診断名と治療法はわかっていても,その診断がどのような所見から導かれたのかがよくわからないようである.斜視は比較的ロジカルな学問であり,神経内科的診察法のような系統的診察を行うと,ロジックによって必然的に疾患の診断や治療に流れ着く.また,斜視は除外診断も多く含んでおり,鑑別疾患をもれなく除外することも診断に必要である.斜視診察を行う専門医はこの系統的診察法や鑑別疾患の確認を無意識のうちに行っているものであると思われるが,所見の取り方から疾患の診断に導くフローを系統的に記載したテキストはあまり見かけない.斜視を学びはじめたい初学者にとっては,診断名と治療法が記載されたテキストはまだ役に立たず,どの教科書を見てもよくわからない,という原因の1つとなっている可能性がある.

本企画では,斜視の診察に最低限必要な基礎知識を取り上げたうえで,患者のどのような所見に注目し,どのような疾患を念頭に置かなければならないのか,ということを論理的に解説することに重点を置いた.各論では,斜視の所見ごとに,どのような状態であればこういった診断名に至るということを解説していただいた.疾患の治療方法の細かい点については,診断名ごとに詳細が記載されたテキストが多いため割愛している.そのかわり,なぜその所見が重要なのか,なぜその診断名にたどり着いたのか,ということについて順を追って解説している.初学者の先生が手にとって,斜視の診断に至るまでの基礎的な要素を詰め込んだ企画を組んだ.

斜視の所見を取る際に,参考にしながら診察を行い,適切な診断に至ることができるようであれば幸いである.

2021 年 4 月

根岸貴志

KEY WORDS INDEX

WRITERS FILE

（50 音順）

植木　智志
（うえき さとし）

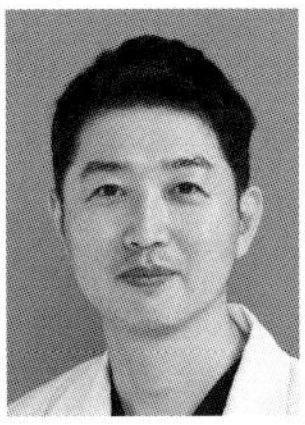

1999年　新潟大学卒業
2005年　同大学大学院修了
2011年　同大学脳研究所統合脳機能研究センター（超域学術院），助教
2016年　同センター，助教
2021年　同大学医歯学総合病院眼科，特任助教

神部　友香
（かんべ ともか）

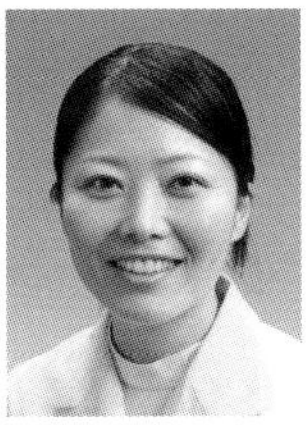

2003年　福島県立医科大学卒業
　　　　順天堂大学眼科学教室入局
2006年　越谷市立病院
2009年　埼玉県立小児医療センター，科長

畑　真由美
（はた まゆみ）

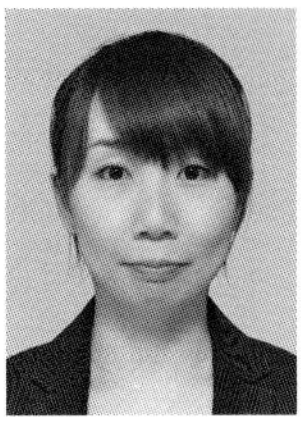

2012年　聖マリアンナ医科大学卒業
2015年　同大学，医員
2020年　同，助教
　　　　同大学斜視弱視外来，担当医

大野　明子
（おおの あきこ）

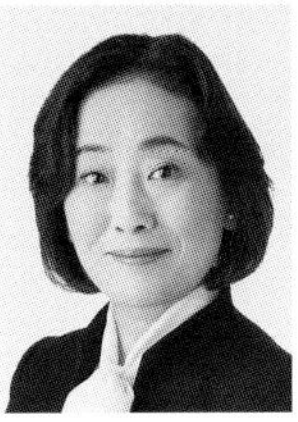

1994年　東京医科歯科大学卒業
　　　　同大学医学部附属病院，研修医
1996年　取手協同病院眼科
1998年　東京都立荏原病院眼科
2001年　横浜栄共済病院眼科，医長
2003年　東京医科歯科大学医学部附属病院眼科，助教
2013年　東京都立多摩総合医療センター眼科，医長
2019年　同，部長

後関　利明
（ごせき としあき）

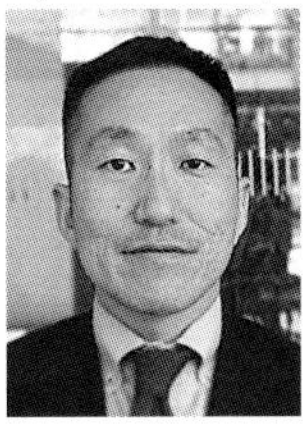

2001年　北里大学卒業
　　　　同大学眼科学教室入局
2013年　同大学メディカルセンター，眼科科長
2014年　同大学眼科，講師
2015～16年　Jules Stein Eye Institute, UCLA, Visiting physician
2017年　日本神経眼科学会，事務局長
2018～19年　Jules Stein Eye Institute, UCLA, Clinical fellow
2019年　日本弱視斜視学会，理事
2020年　国際医療福祉大学熱海病院眼科，部長・准教授

浜　由起子
（はま ゆきこ）

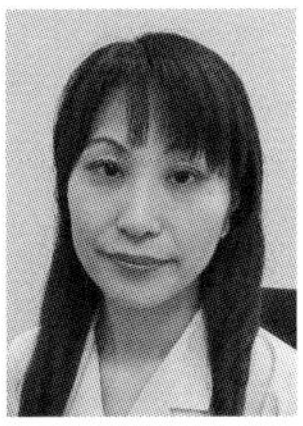

2000年　杏林大学卒業
　　　　同大学眼科学教室入局
2004年　国立成育医療センター眼科
2006年　杏林大学病院眼科，小児・斜視専門外来担当医
2012年　日本橋はま眼科クリニック開業

根岸　貴志
（ねぎし たかし）

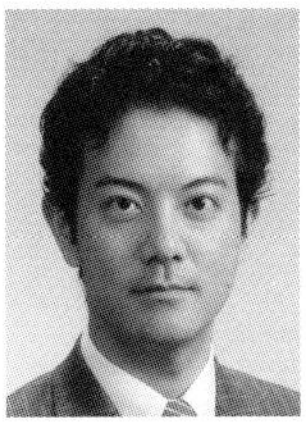

2001年　信州大学卒業
　　　　順天堂大学眼科
2005年　埼玉県立小児医療センター眼科
2008年　浜松医科大学眼科
2011年　Indiana大学（米），Great Ormond Street Hospital（英），Singapore National Eye Centre（シンガポール），臨床留学
　　　　順天堂大学眼科，助教
2014年　同，准教授

溝國友里香
（みぞくに ゆりか）

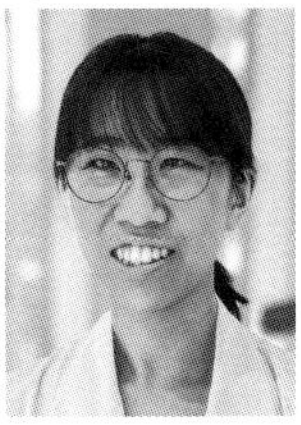

2016年　帝京大学医療技術学部視能矯正学科卒業
　　　　順天堂大学医学部附属順天堂医院眼科，視能訓練士

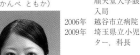

斜視のロジック　系統的診察法

編集企画／順天堂大学准教授　根岸貴志

Monthly Book
OCULISTA
編集主幹／村上　晶　　高橋　浩　　堀　裕一

No.99 / 2021.6◆目次

CONTENTS

「OCULISTA」とはイタリア語で眼科医を意味します.

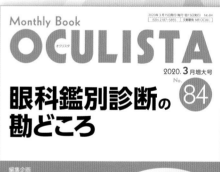

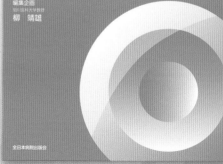

MB OCULI. No. 99：1－7, 2021

特集／斜視のロジック 系統的診察法

I．斜視を診るために必要な知識

解剖学から理解する 外眼筋の働きと運動生理

神部友香*

Key Words： 眼窩プーリー(pulley), Fick 軸(Fick's coordinate system), Listing 平面(Listing's plane), シェリントンの法則(Sherrington's law), ヘリングの法則(Hering's law)

Abstract：眼球運動は，眼球の回旋点を中心とした回転運動であり，6 種類の外眼筋収縮で生じた上下，左右，回旋運動の合成からなる．上下筋の作用方向は眼球の向きに影響を受けて変化する．また，眼球運動制御と外眼筋位置の安定には眼窩プーリーがかかわっている．

Sherrington の法則や Hering の法則で示されるように，刺激と抑制のインパルスが左右複数の外眼筋に同時に送られ，両眼眼球運動が行われる．

眼球運動と外眼筋

眼球運動は 6 種類の外眼筋によって行われる．

①外直筋
②内直筋
③上直筋
④下直筋
⑤上斜筋
⑥下斜筋

このうち外直筋，内直筋，上直筋および下直筋をまとめて直筋，上斜筋および下斜筋をまとめて斜筋という．また，外直筋および内直筋を水平筋，上直筋，下直筋，上斜筋および下斜筋を上下筋という[1)]．

＜外眼筋の解剖＞

a）外眼筋の起始部と付着部

外眼筋は全長 36～60 mm，付着部の幅 10 mm 前後の横紋筋である．外眼筋の起始部はすべて眼球の鼻側に位置する．下斜筋を除く外眼筋の起始部は眼窩尖端部において視神経を取り囲む総腱輪にある．上，下，内，外直筋は総腱輪内から起こり，赤道部より前方の強膜に付着する(図 1)．

角膜輪部から直筋付着部までの距離は，おおむね内直筋 5 mm，下直筋 6 mm，外直筋 7 mm，上直筋 8 mm の順に長くなり，らせん形をとることからティローのらせん(Tillaux's spiral)と呼ばれる[2)](図2)．上下直筋の付着部は前額面に対して水平ではなく耳側端が鼻側端より眼球後方に位置する．

上斜筋は総腱輪から前方上鼻側へ向かい，眼窩内上縁の滑車を経て一旦方向を変え，上直筋の下をくぐり，上直筋付着部から 3.5～7 mm 後方の耳側強膜に付着する．

下斜筋は唯一，眼窩下壁の涙嚢窩骨膜から起こり，下直筋の下を通り外直筋付着部から 10～12 mm 後方に付着する．

b）外眼筋の神経・血管支配

上直筋，下直筋，内直筋，下斜筋は動眼神経，外直筋は外転神経，上斜筋は滑車神経の支配を受ける．

すべての外眼筋は眼動脈の外側および内側の眼筋分枝によって支配される．外側枝は上直筋，上斜筋を支配する．内側枝は下直筋，内直筋，および下斜筋を支配する．また，下直筋と下斜筋は下

* Tomoka KAMBE，〒330-8777 さいたま市中央区新都心 1-2 埼玉県立小児医療センター眼科，科長

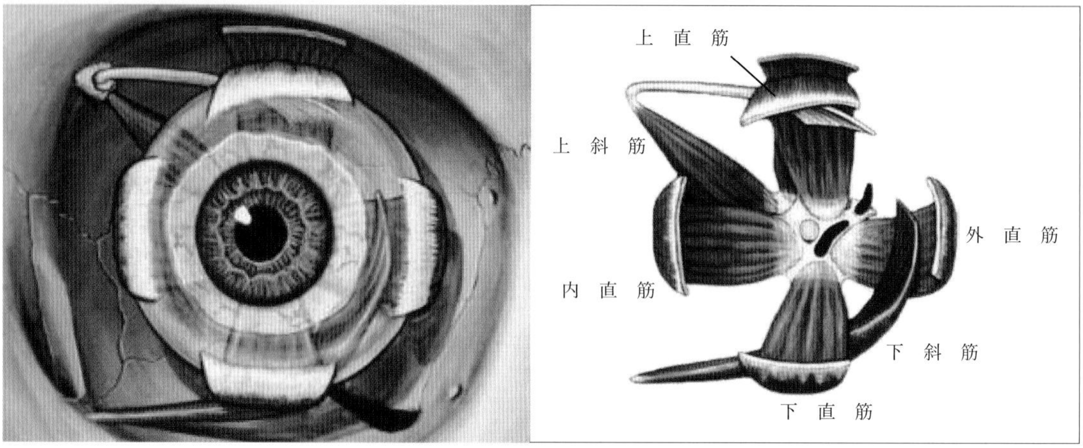

図 1. 外眼筋の位置．左眼　a｜b
a：眼窩と外眼筋の位置
b：総腱輪から前方へ向かう外眼筋
（文献 7 図 1，6 より引用）

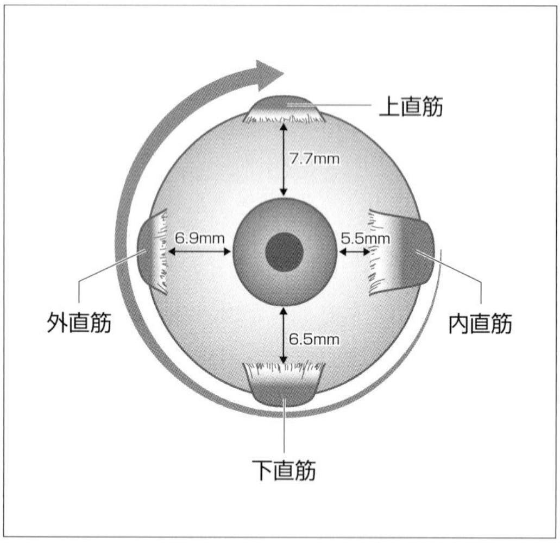

図 2. ティローのらせん．右眼
角膜輪部から筋付着部までの距離は，内→下→外→上直筋の順に長くなる．

眼窩動脈の分枝，内直筋は涙腺動脈の分枝からも供給されている[3]．

眼動脈の枝である前毛様体動脈が外直筋から 1 本，上直筋，内直筋，下直筋から各 2 本ずつ分枝する．外眼筋の静脈はそれぞれ上下の眼窩静脈に集合する．

c）眼窩プーリーの機能―外眼筋の機能的起始部・位置の安定

外眼筋は眼窩層（orbital layer）と眼球層（global layer）の 2 層で組織される．眼窩層には遅筋線維，眼球層には速筋線維が多く含まれる．眼球層が直接強膜に付着し視線変化に合わせて速やかに眼球の回転に働く一方，眼窩層は強膜ではなく眼窩プーリー（pully）に付着し，プーリーを介して眼球運動制御を行う．眼窩プーリーは眼窩壁から懸垂し，眼球赤道部を円周状に取り囲む厚さ 1～2 mm の支持組織であり，コラーゲン，エラスチン，平滑筋から構成される．前方へは眼窩壁からハンモック状に吊り下げられた格好で隣接する眼窩壁側の制御靱帯へ続き[4]，後方では眼球赤道部で外眼筋を取り囲み，また隣接する外眼筋周囲組織を繋ぐ帯状構造をとる（図 3）．眼球運動時，眼窩プーリーが眼球を取り囲んでいるために，外眼筋は強膜面上をすべることなく位置することができる[5]．

外眼筋は眼窩プーリーを起点として前方の筋を屈曲させ，赤道部より後方の筋の位置を変化させることなく効率的に眼球運動を行う．すなわち眼窩プーリーは外眼筋の機能的起始部として働いている．眼窩プーリーの障害や位置異常によって眼球運動障害や斜視が生じる．

外眼筋の運動生理

1．単眼運動／ひき運動（duction）

a）Fick 軸

単眼運動はひき運動といい，回旋点を中心に行われる．回旋点は角膜後方 13.5 mm の位置にあり[1]，眼球の左右水平軸（x 軸），垂直軸（z 軸），前

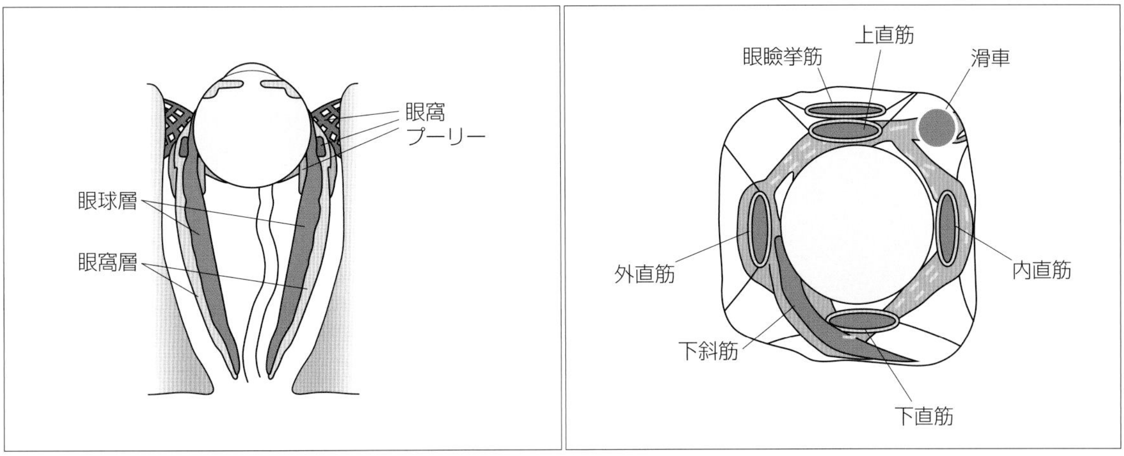

a | b

図 3. 眼窩プーリーの模式図
a ：水平断．眼窩壁からハンモック状に懸垂する．
b ：赤道部で眼球をリング状に囲む眼窩プーリー

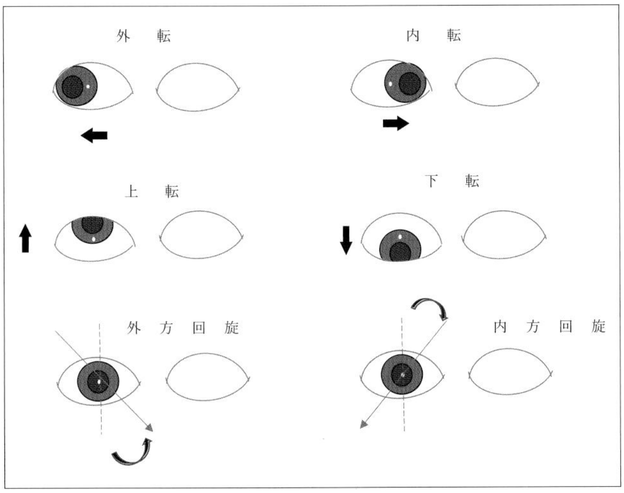

図 4. 6 種類の単眼運動．右眼

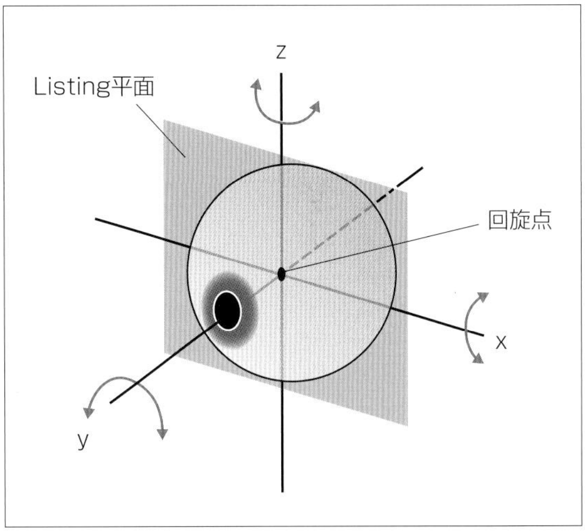

図 5. Fick 軸と Listing 平面

後軸(y 軸)が互いに直角に交わる点である．これら3つの架空軸をFick軸といい，眼球運動はFick軸のまわりで起きる以下の回転の合成からなる(図4，5)．

- z 軸まわりの水平運動：内転(adduction)，外転(abduction)
- x 軸まわりの上下運動：上転(supraduction)，下転(infraduction)
- y 軸まわりの回旋運動：内方回旋(incyclotorsion)，外方回旋(excyclotorsion)

b）Listing の法則

頭部を垂直にし，正面を見ているときの眼位を第 1 眼位，第 1 眼位から x 軸または z 軸まわりに回転した眼位(左右上下)を第 2 眼位，第 1 眼位から x 軸および z 軸まわりの眼球運動を合成した眼位(左右斜め上，左右斜め下)を第 3 眼位という．

y 軸に直交し，x 軸と z 軸および回旋点を含む赤道面を Listing 平面という(図5)．任意の眼位に向かう眼球運動はすべて Listing 平面上の軸をまわる一度の回転運動で説明できる．これを Listing の法則という．Listing 平面には y 軸まわりの回転すなわち回旋運動は含まれない．

2．外眼筋の作用

a）水平筋と上下筋

内直筋，外直筋は眼球左右の水平線と走行が一致し，純粋な内転筋，外転筋として働く．

一方，上下直筋と上下斜筋は眼球の前後軸に対してそれぞれ 23° 外方，51° 内方の角度をもって走

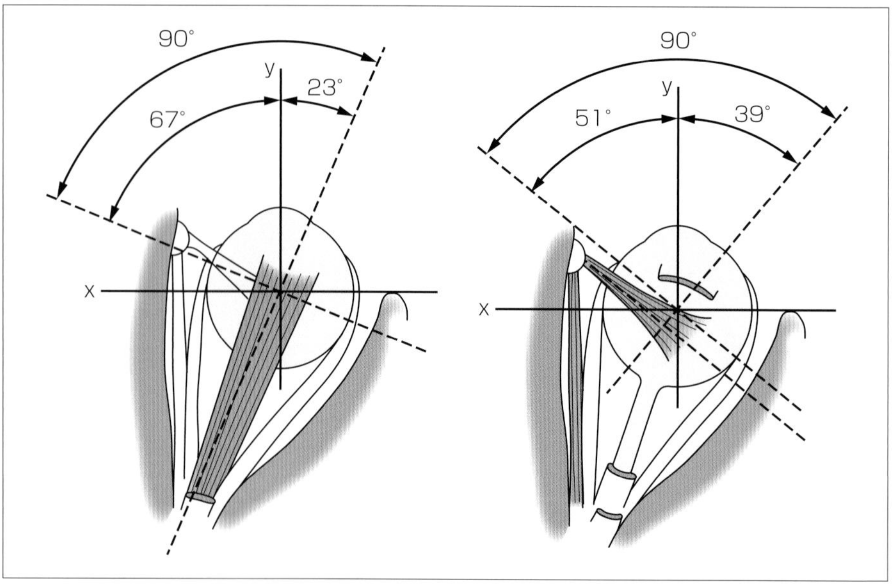

a|b

図 6.
a：上直筋
b：上斜筋と眼球との位置関係．右眼

表 1. 外眼筋の作用方向

	主作用	第 2 作用	第 3 作用
内直筋	内転		
外直筋	外転		
上直筋	上転	内方回旋	内転
下直筋	下転	外方回旋	内転
上斜筋	内方回旋	下転	外転
下斜筋	外方回旋	上転	外転

表 2. 眼球の向きによる上下筋の作用

	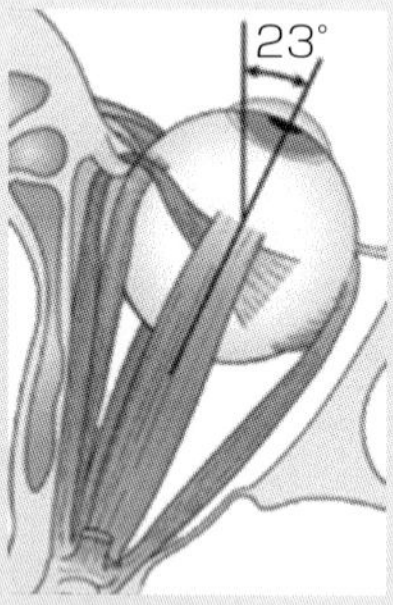	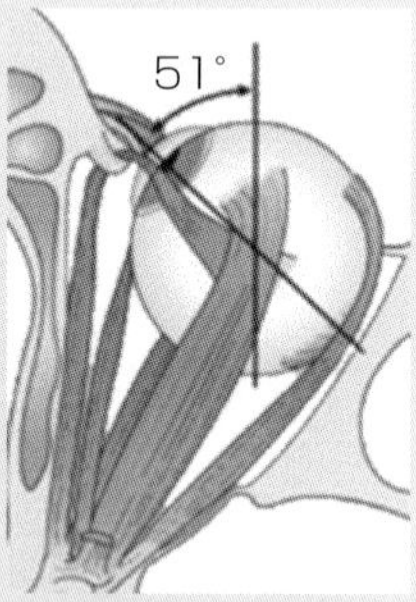
	外転位	内転位
上直筋	上転	内転 内方回旋
下直筋	下転	内転 外方回旋
上斜筋	外転 内方回旋	下転
下斜筋	外転 外方回旋	上転

行していることから(図 6)，水平運動や回旋運動も加わる．上下，回旋運動は直筋と斜筋の共同運動からなる．直筋と斜筋の作用力は全く同じではない．上下作用は直筋のほうが斜筋よりも作用力が大きい．また，回旋作用については斜筋のほうが直筋より作用力が大きい[6)](表 1)．

b）上下筋の走行と作用①―直筋の上下作用は外転時に強く働く―

眼球が 23° 外転し上直筋の走行と一致するとき，上直筋の副次作用は減少し，主作用である上転筋として最大に働く．下直筋も同様に外転時に下転が最大となる(表 2，図 6)．

内転とともに上下作用は弱まり，逆に上直筋は内転と内方回旋，下直筋は内転と外方回旋作用が強くなる．

c）上下筋の走行と作用②―斜筋の上下作用は内転時に強く働く―

眼球が 51° 内転位をとり上斜筋の走行と一致するとき，上斜筋の下転作用は最大となる．同様に，下斜筋も内転時に上転作用が強くなる．眼球の外転位とともに上下作用は弱まる一方，上斜筋は内

図 7.
上下筋と回旋作用の模式図
眼球上部の上直筋・上斜筋が収縮．上から鼻側へ回す⇒内方回旋
眼球下部の下直筋・下斜筋が収縮．下から鼻側へ回す⇒外方回旋

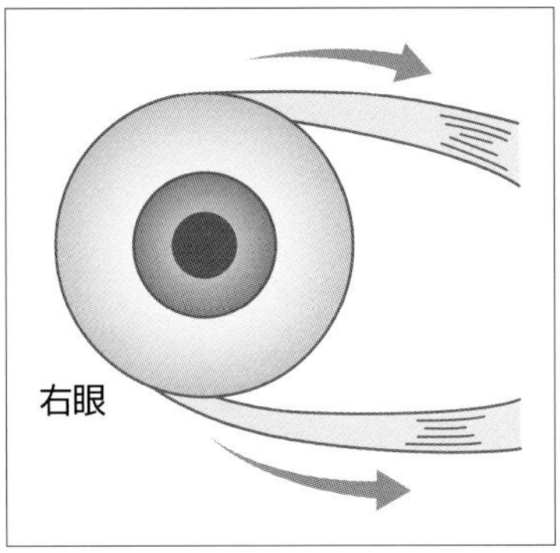

表 3. 単眼眼球運動とともひき筋

上　転	上直筋　下斜筋
下　転	下直筋　上斜筋
内方回旋	上直筋　上斜筋
外方回旋	下直筋　下斜筋
外　転	外直筋　上斜筋　下斜筋
内　転	内直筋　上直筋　下直筋

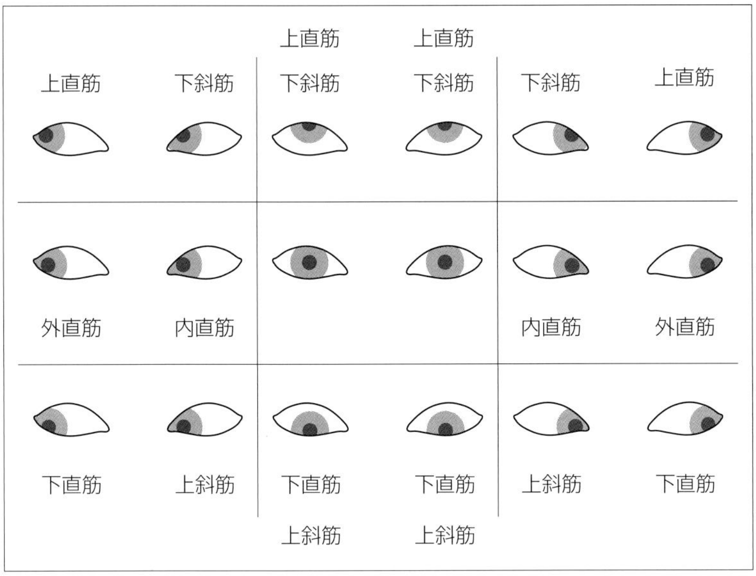

両眼共同運動における ともむき筋の組み合わせ
内直筋　⇔　外直筋
上直筋　⇔　下斜筋
下直筋　⇔　上斜筋

a｜b

図 8. 両眼共同運動とともむき筋
a：9 方向むき眼位とともむき筋
b：ともむき筋の組み合わせ

方回旋と外転，下斜筋は外方回旋と外転作用が強くなる（表 2，図 6）．

このように眼球の向きによって，上下筋の作用は変化する．

d）上下筋と回旋作用

回旋運動は，外眼筋起始部の位置する鼻側方向へ眼球を回す運動と考える．眼球上部に付着する上直筋および上斜筋収縮時には，眼球を上から鼻側へ回す内方回旋が生じる．一方，眼球下部に付着する下直筋および下斜筋では眼球を下から鼻側へ回す外旋作用が働く（図 7）．

3．ともひき筋

単眼運動で眼球がある方向へ向くときに共同して働く筋群をともひき筋（synergic muscle）という（表 3）．

4．両眼運動

a）両眼共同運動／むき運動（version）

両眼が同じ方向へ向くことを両眼共同運動という．両眼共同運動では左右眼の一対もしくは複数の外眼筋が共同して眼球を動かす．このとき左右眼で同時に働く筋を共同筋／ともむき筋（yoke muscle）という（図 8）．

b）両眼離反運動／よせ運動（vergence）

両眼が対称的に反対の動きを行う非共同性運動を両眼離反運動という．両眼が内方へ向かう運動を輻湊／内よせ（convergence），外方へ向く運動を開散／外よせ（divergence）という．

c）Sherrington の法則

眼球がある特定の方向へ向くときに作用する筋を作動筋（agonist），作用する方向と反対方向へ働

表 4. 作動筋と拮抗筋

単眼での作動筋と拮抗筋の組み合わせ
内直筋-外直筋
上直筋-下直筋
上斜筋-下斜筋

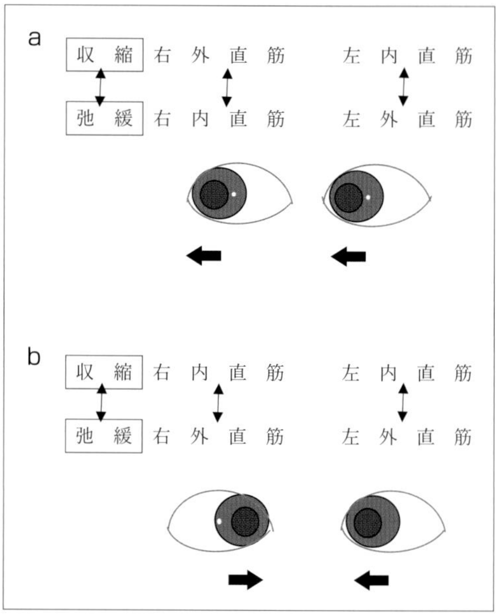

図 9.
Sherrington の法則
a：右方視．作動筋である右外直筋と左内直筋が収縮すると，拮抗筋である右内直筋と左外直筋は弛緩する．
b：輻湊時．両眼内直筋が収縮すると，両眼外直筋は弛緩する．

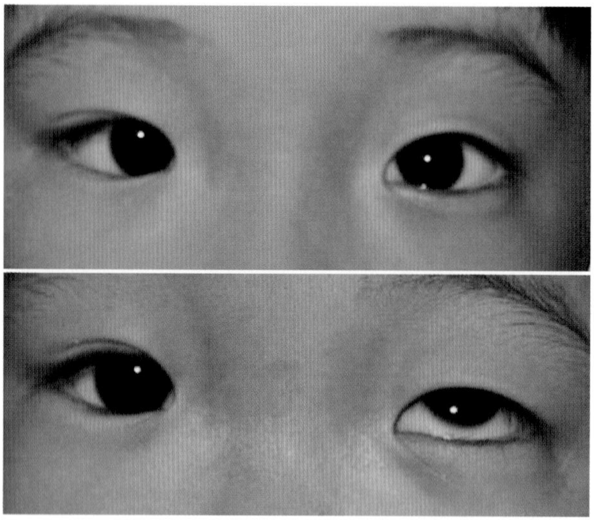

a/b

図 10. Heringの法則の一例．右上直筋低形成による右下斜視
a：健眼である左眼固視時の右下方偏位(第 1 偏位)
b：患眼である右眼固視時には，Hering の法則にしたがい，両眼に上転の神経刺激量がより多く送られる結果，左上方偏位が大きくなる(第 2 偏位)

く筋を拮抗筋(antagonist)という(表 4)．

眼球をある方向に向けるとき，作動筋の収縮と同時に拮抗筋が弛緩していることを Sherrington の法則という(図 9)．Duane 症候群では Sherrington の法則に相反し，作動筋と拮抗筋の関係にある内直筋と外直筋の同時収縮が生じている．

d）Hering の法則

両眼運動において，共同して作用する筋に対して左右等量の神経刺激が中枢から送られることを Hering の法則という．Hering の法則は臨床的に麻痺性斜視における健眼固視時の眼位(第 1 偏位)と麻痺眼固視時の眼位(第 2 偏位)で説明される．ともむき筋への神経伝達量は常に固視眼と等量になる．麻痺眼で固視するための神経伝達量は健眼固視時よりも増大し，Hering の法則によって健眼にも過量に送られる．そのため，麻痺眼固視時における健眼の偏位（第２偏位）が健眼で固視したときの患眼の偏位（第1偏位）より大きくなる（図10）．

文　献

1）弓削経一ほか編：眼筋の解剖と機能．視能矯正—理論と実践—，金原出版，pp. 6-9，1992.

2）von Noorden：アトラス斜視．メディカル葵出版，pp. 2-27，1990.

Summary　眼球運動の原理，斜視の病態，検査方法について，１つのテーマにつき見開きで文章と図，写真が掲載され，わかりやすく説明されている．

3）岩重博康：Ⅳ斜視手術に必要な解剖　1．外眼筋と眼球運動．眼科診療プラクティス 5．眼科手術に必要な局所解剖（丸尾敏夫，田野保雄編），文光堂，p. 62，1993.

4）河野玲華：プリー（pulley）ってなに？．視覚と眼球運動のすべて（若倉雅登，三村　治編），メジカルビュー社，p. 134，2007.

5）後関利明：Sagging eye syndrome．日本の眼科，**91**（6）：60-65，2020.

6）丸尾敏夫，久保田伸枝：斜視・弱視診療アトラス，金原出版，p. 74，1987.

7）Dutton JJ：Applied Anatomy of the Orbit and Orbital Adnexa. Diseases and Disorders of the Orbit and Ocular Adnexa（Fay A, Dolman PJ eds), ELSEVIER, pp. 1-24, 2017.

MB OCULI. No. 99：8－12, 2021

特集／斜視のロジック 系統的診察法

I．斜視を診るために必要な知識

眼球運動の脳神経支配

OCULISTA

植木智志*

Key Words： 動眼神経(oculomotor nerve)，滑車神経(trochlear nerve)，外転神経(abducens nerve)，脳動脈瘤(cerebral aneurysm)，外傷(trauma)，脳腫瘍(brain tumor)

Abstract： 動眼神経は中脳の神経核に起始し，内直筋・下直筋・下斜筋・上直筋・上眼瞼挙筋・瞳孔括約筋・毛様体筋に至る．瞳孔散大を伴う動眼神経麻痺では原因疾患として IC-PC 動脈瘤を考える．IC-PC 動脈瘤は動眼神経の上内側を圧迫するため，動眼神経の瞳孔線維が障害されやすい．滑車神経は中脳の神経核に起始し，上斜筋に至る．滑車神経は中脳背側で交叉するため外傷に脆弱性がある．外転神経は橋の神経核に起始し，外直筋に至る．外転神経はクモ膜下腔内を走行するため脳腫瘍による頭蓋内圧亢進の影響を受けやすい．

はじめに

本稿では外眼筋を支配する脳神経である動眼神経・滑車神経・外転神経の解剖学的走行を障害部位と疾患との関係を中心に図を用いて解説する．本稿により読者がそれぞれの脳神経の解剖学的走行をイメージできるようになれば幸いである．

動眼神経

動眼神経は内直筋・下直筋・下斜筋・上直筋・上眼瞼挙筋を支配する．また，中脳の Edinger-Westphal 核から瞳孔・毛様体への遠心性神経線維は動眼神経として毛様体神経節に至り，毛様体神経節から短毛様体神経として瞳孔括約筋・毛様体筋に至る．

動眼神経の解剖学的走行を以下に簡潔に記載する．

- 動眼神経の神経核は中脳に存在する(図 1)．
- 動眼神経核は亜核によって構成されている．内直筋亜核・下直筋亜核・下斜筋亜核はそれぞれ内直筋・下直筋・下斜筋を同側性に支配する．上直筋亜核は上直筋を対側性に支配する．上眼瞼挙筋亜核は上眼瞼挙筋を両側性に支配する．
- 動眼神経核からの遠心性神経線維は中脳から出て動眼神経となるが，中脳内の構造体を動眼神経線維束と呼ぶ．瞳孔に至る神経線維は動眼神経線維束内で上内側を通る(動脈瘤との関係を理解するうえで重要！)．
- 動眼神経は海綿静脈洞を通過する．動眼神経は海綿静脈洞前部で上枝と下枝に分かれる．上枝は上直筋・上眼瞼挙筋を支配し，下枝は内直筋・下直筋・下斜筋を支配する．瞳孔に至る神経線維は下枝を通る．
- 上眼窩裂を通過し眼窩内を通りそれぞれの外眼筋に至る．

＜動眼神経麻痺における障害部位と原因疾患との関係＞

動眼神経麻痺の原因疾患としては，救急疾患である脳動脈瘤を常に鑑別疾患に挙げる必要がある．動眼神経麻痺では動眼神経の支配筋から内転制限・下転制限・上転制限・眼瞼下垂・瞳孔散大

* Satoshi UEKI，〒951-8510 新潟市中央区旭町通 1-757 新潟大学医歯学総合病院眼科，特任助教

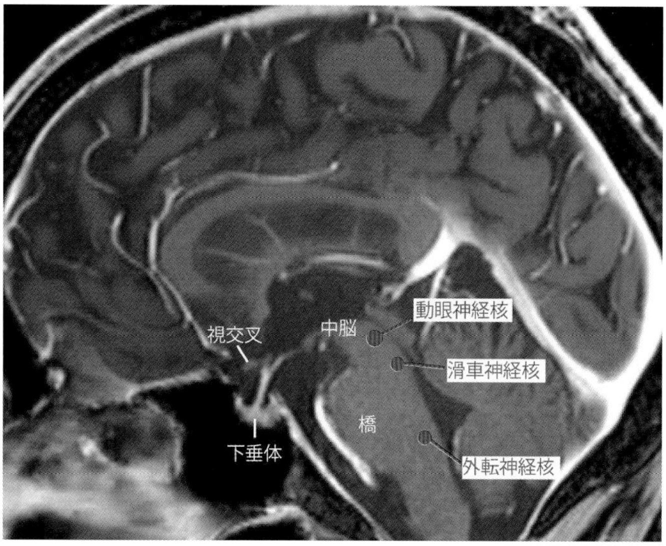

図 1.
矢状断 magnetic resonance imaging(MRI) 画像に，動眼神経核，滑車神経核，外転神経核を模式的に示している．動眼神経核・滑車神経核は中脳に存在し，外転神経核は橋に存在する．

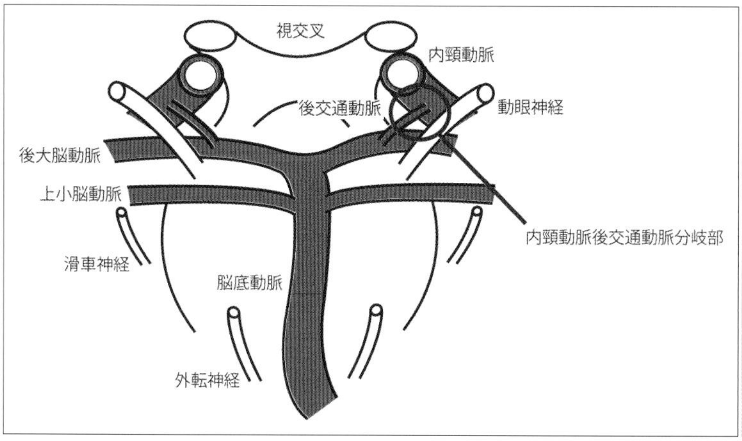

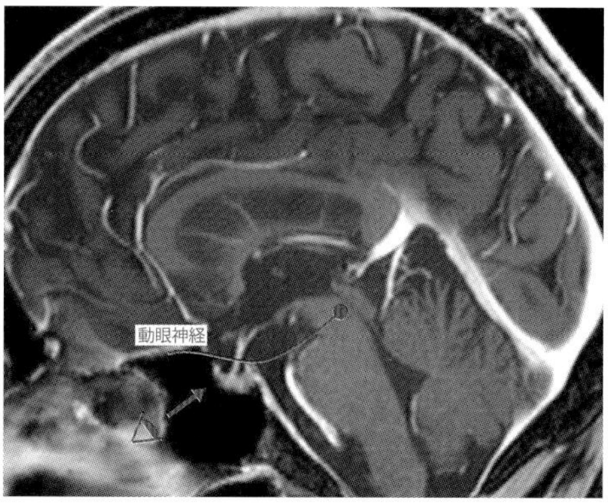

a | b

図 2.
内頸動脈後交通動脈分岐部と動眼神経の解剖学的位置関係を模式的に示している．
a：内頸動脈後交通動脈分岐部動脈瘤は動眼神経の上内側を圧迫するため瞳孔線維が障害されやすい．
b：a の模式図は脳幹をどのような視点で見ているかを示している．

が出現しうるが，これらのうち瞳孔散大の有無を確認することが脳動脈瘤を鑑別するうえで重要である．中脳内の動眼神経線維束では，瞳孔線維が上内側を通ることがわかっている[1]．動眼神経麻痺の原因となる脳動脈瘤の好発部位は内頸動脈後交通動脈分岐部であり，この部位の動脈瘤(IC-PC 動脈瘤と呼ばれる)は動眼神経の上内側を圧迫するため瞳孔線維が障害されやすい(図 2)．このため瞳孔散大を伴う動眼神経麻痺では脳動脈瘤を強く疑わなければならない．初診時に瞳孔散大がみられなくても脳動脈瘤が原因であれば数日以内に瞳孔散大が出現する症例が多いとされている[2]．

瞳孔散大を伴わない動眼神経麻痺では末梢循環不全が原因であることが多い．末梢循環不全は動眼神経麻痺のみならず，滑車神経麻痺および外転神経麻痺の原因にもなりうる．糖尿病の既往のある症例にみられることが多い．末梢循環不全が原因の動眼神経麻痺，滑車神経麻痺，外転神経麻痺では，およそ 3 か月で症状・所見の改善がみられることが多い．

脳動脈瘤による動眼神経麻痺の症例

74 歳，女性．左上眼瞼の眼瞼下垂を主訴に新潟大学医歯学総合病院眼科受診時に左上眼瞼の眼瞼下垂，右眼＜左眼の瞳孔径，左眼内転制限・上転制限・下転制限がみられ，緊急で magnetic reso-

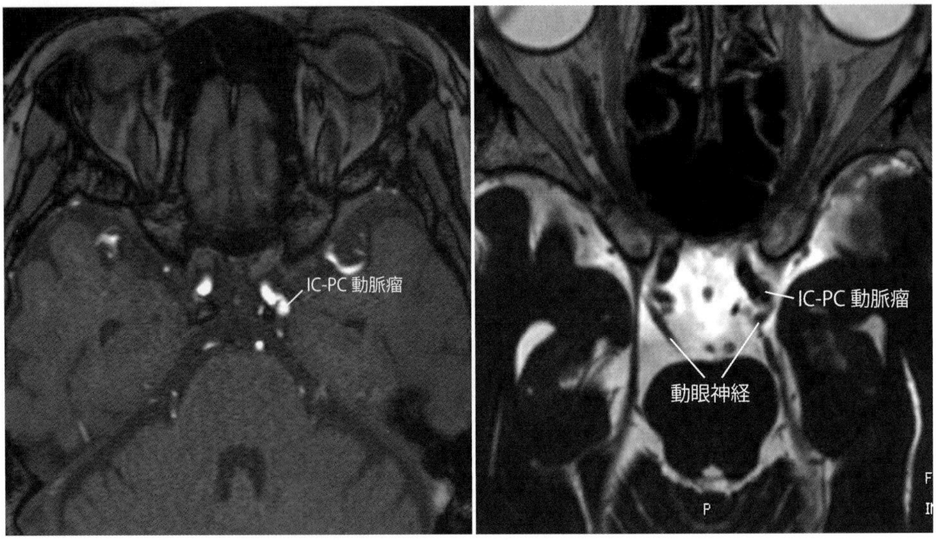

図 3. 左 IC-PC 動脈瘤による左動眼神経麻痺の症例の MRI 画像　a｜b
a：軸位断 MRA 画像．左 IC-PC 動脈瘤が描出されている．
b：軸位断 MRI 画像(true FISP シーケンス)．左動眼神経を圧迫する左 IC-PC 動脈瘤が描出されている．

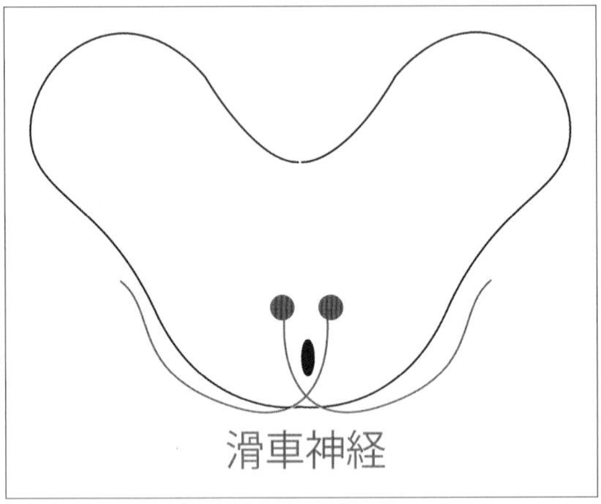

図 4.
中脳の滑車神経核と滑車神経の解剖学的位置関係を模式的に示している(軸位断)．滑車神経核からの遠心性神経線維は中脳を出て滑車神経となり，中脳背側で交叉する．

nance angiography(MRA)を撮像した(図 3)．MRA により左動眼神経を圧迫する左 IC-PC 動脈瘤がみつかり，同院脳神経外科にコンサルトを行いクリッピング手術が行われた．

滑車神経

滑車神経は上斜筋を支配する．

滑車神経の解剖学的走行を以下に簡潔に記載する．

- 滑車神経の神経核は中脳に存在する(図 1)．滑車神経核は対側性に上斜筋を支配する．
- 神経核からの遠心性神経線維は中脳を出て滑車神経となり，中脳背側で交叉する(外傷との関係を理解するうえで重要！)(図 4)．
- 滑車神経は海綿静脈洞を通過する．
- 上眼窩裂を通過し眼窩内を通り上斜筋に至る．

＜滑車神経麻痺における障害部位と原因との関係＞

滑車神経麻痺の原因は小児では先天性が最も多く，成人では外傷が最も多い．滑車神経は中脳背側で交叉するが，このために外傷に脆弱性があると考えられている．

外転神経

外転神経は外直筋を支配する．

外転神経の解剖学的走行を以下に簡潔に記載する．

- 外転神経の神経核は橋に存在する(図 1)．外転神経は外直筋を同側性に支配する．
- 神経核からの遠心性神経線維は橋を出て外転神経となり，斜台を上行する．斜台を上向する部分はクモ膜下腔内にある(脳腫瘍との関係を理解するうえで重要！)(図 5)．

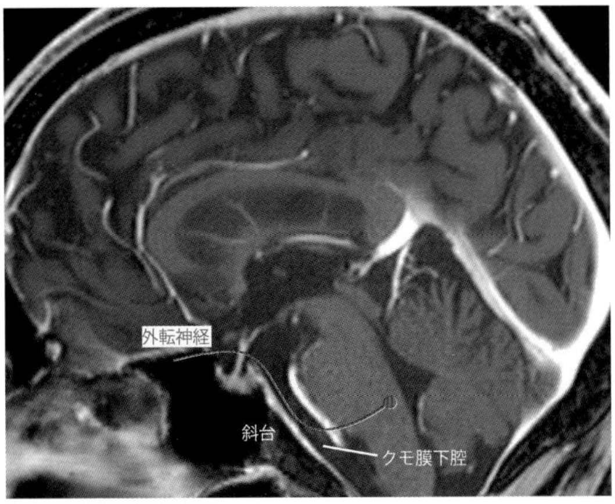

図 5.
矢状断 MRI 画像に，外転神経の走行を模式的に示している．外転神経核からの遠心性神経線維は橋を出て外転神経となり，斜台を上行する．斜台を上向する部分はクモ膜下腔内にある．

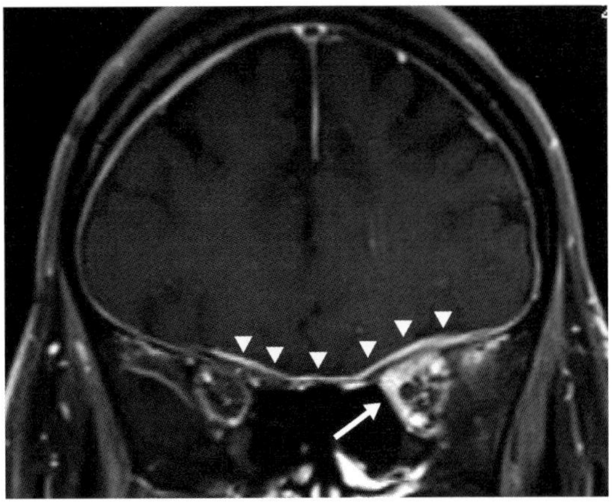

図 6. 肥厚性硬膜炎による左眼窩先端症候群の症例の冠状断 MRI 画像
頭蓋底の硬膜の肥厚および造影効果(矢頭)，左眼窩先端部の造影効果(矢印)がみられている．

- 錐体骨-斜台部にある骨と結合組織で構成されたDollero管と呼ばれる管腔を通過し海綿静脈洞に入る．中耳炎の炎症が錐体骨に及び，外転神経麻痺に加えて，同側の聴力低下・同側の三叉神経の障害に伴う三叉神経痛がみられたらGradenigo症候群と診断される(同側の顔面神経麻痺を合併しうる)．
- 海綿静脈洞内では眼交感神経が外転神経と合流する(外転神経麻痺とHorner症候群の合併では海綿静脈洞の病変を考える)．海綿静脈洞後部では外転神経は内方を走行するため海面静脈洞後部の病変では外転神経が障害されやすい．
- 上眼窩裂を通過し眼窩内を通り外直筋に至る．

＜外転神経麻痺における障害部位と原因疾患との関係＞

外転神経麻痺の原因疾患としては，生命を脅かす疾患である脳腫瘍を常に鑑別疾患に挙げる必要がある．特に小児では外傷が否定できればおよそ50%の確率で脳腫瘍が原因であるとされているため，小児症例では特に脳腫瘍の可能性を考えなければならない[3]．橋を出た外転神経は斜台を上行した後にDollero管を通り海綿静脈洞に入るが，斜台を上行している部分はクモ膜下腔内であり，頭蓋内圧亢進の影響を受けやすい．このため外転神経麻痺では頭蓋内圧亢進をきたしうる脳腫瘍を疑わなければならない．

また，外転神経麻痺は単眼ひき運動で外転制限を確認すれば診断は容易なように思われるが，鑑別診断として，甲状腺眼症，重症筋無力症，Duane症候群，近見反応けいれん，眼窩内壁骨折が重要である[4]．

動眼神経・滑車神経・外転神経の複合麻痺における障害部位

動眼神経・滑車神経・外転神経の複合麻痺では，障害部位として海綿静脈洞～眼窩先端部～眼窩内を考える．海綿静脈洞を通る脳神経は動眼神経・滑車神経・三叉神経の第1枝および第2枝・外転神経であるため，これらの脳神経の複合麻痺では海綿静脈洞を障害部位として考える．原因疾患としては，海綿静脈洞内内頸動脈瘤，内頸動脈海綿静脈洞瘻，上咽頭癌，Tolosa-Hunt症候群，下垂体腺腫の海面静脈洞への浸潤等を考える．また，眼交感神経は海綿静脈洞で外転神経と合流するため，外転神経麻痺とHorner症候群の合併をみたら，海綿静脈洞を障害部位として考える．

視力障害等，視神経の障害を合併していたら，視神経は海綿静脈洞を通らないため，眼窩先端部～眼窩を障害部位として考える．

肥厚性硬膜炎による複合脳神経麻痺の症例

71歳，男性．左視力低下を主訴に新潟大学医歯学総合病院眼科受診時に，左眼視力低下，左眼relative afferent pupillary defect陽性，左眼外転制限がみられ，緊急で造影MRIを行った．造影MRIで左眼窩先端部および円蓋部や頭蓋底硬膜の造影効果がみられ肥厚性硬膜炎による左眼窩先端部症候群を疑い（図6），脳神経内科にコンサルトを行った．脳神経内科でステロイド治療が行われ症状・所見は改善した．

文　献

1）Ksiazek SM, Slamovits TL, Rosen CE, et al：Fascicular arrangement in partial oculomotor paresis. Am J Ophthalmol, **118**：97-103, 1994.

2）Kissel JT, Burde RM, Klingele TG, et al：Pupil-sparing oculomotor palsies with internal carotid-posterior communicating artery aneurysms. Ann Neurol, **13**：149-154, 1983.

3）Kodsi SR, Younge BR：Acquired oculomotor, trochlear, abducent cranial nerve palsies in pediatric patients. Am J Ophthalmol, **114**：568-574, 1992.

Summary　小児では外傷が否定されれば約50%の確率で脳腫瘍が原因であることを示した文献.

4）柏井　聡：チャレンジ神経眼科　眼球運動障害の見方④-Ⅳ麻痺と"Pseudo BCG"．月刊眼科診療プラクティス，**45**：146-151，1999.

MB OCULI. No. 99：13－20, 2021

特集／斜視のロジック 系統的診察法

I．斜視を診るために必要な知識

斜視検査の基礎知識

溝國友里香*

Key Words： 両眼視(binocular vision)，斜視(squint)，Hess 赤緑試験(Hess chart)，大型弱視鏡(synoptophore)，プリズム(prism)

Abstract：プリズムによる斜視角の定量はプリズムを用いて片眼を cover-uncover し他覚的に斜視角を定量する検査であり，3 種類あるため使い分けが必要である．Hess 赤緑試験は眼球運動検査を自覚的に行う検査であり，視力に大きな差がなく同時視が可能でなければ行えない．大型弱視鏡は全斜視角の定量・同時視の有無・融像幅・立体視・各むき眼位における斜視角の定量・回旋偏位の定量が行える検査である．これらの検査の結果が治療につながるため正確な所見を引き出すことが大切である．特に未就学児は両眼視機能を獲得できる可能性があるため早期発見・治療が必要である．

両眼視とは

両眼視は右眼と左眼の視覚が同時に認識される感覚で，両眼でものを見ることができる高度な視機能のことをいい，物体を立体的にとらえることができ遠近感を生じる．この感覚を得るためにはさまざまな両眼視機能があり，代表的なものに同時視・融像・立体視がある．

一定の距離にある視物を両眼固視しているときに固視点と結点を結んで得られる円をホロプタ円という．ホロプタ円上にある物体はすべて両眼単一視でき，離れた位置のものは複視を生じる．実際にはホロプタ円の近くにあるものは融像により単一視できる．この範囲を Panum 融像圏と呼ぶ．言い換えると，眼前に球面状に広がった両眼視できる場所をホロプタといい，その前後の融像できる空間が Panum 融像圏である．

Panum 融像圏は中心窩が一番狭く周辺網膜ほど広くなる(図 1)．ホロプタ円と Panum 融像圏以外にあるものは生理的複視を生じる．中心窩(図 2-Ⓕ)より耳側網膜に投影されたものは交叉性複視(図 2-Ⓐ)，中心窩より鼻側に投影されたものは同側複視(図 2-Ⓑ)を生じる．

両眼視が生じるには条件があり，視力差が少ないこと，網膜像の不等同がないこと，眼位ずれがないこと，視路が正常であること，後頭葉視覚野に両眼視細胞が正常に存在すること，両眼の網膜対応が正常であること等が必用である．

両眼視ができることで，視力が理論上 $\sqrt{2}$ 倍され，視野が拡大する．両眼視が損なわれると，複視，混乱視，抑制を生じることがある．

プリズムの基礎

プリズムは光を屈折させる光学素子である．また，光を分散・反射・複屈折させることもできる．プリズムの度数は 1 m で何 cm 光を屈折させるかを Prism Diopter(Δ)として定義される(図 3)．1Δ は 1 m で 1 cm の屈折を起こす．角度として 1° は約 2Δ であるが，$45^\circ = 100\Delta$ であり，$90^\circ = \infty\Delta$ となる．このため，プリズム度数は連続変数では

* Yurika MIZOKUNI，〒113-8421 東京都文京区本郷 2-1-1 順天堂大学医学部眼科学講座

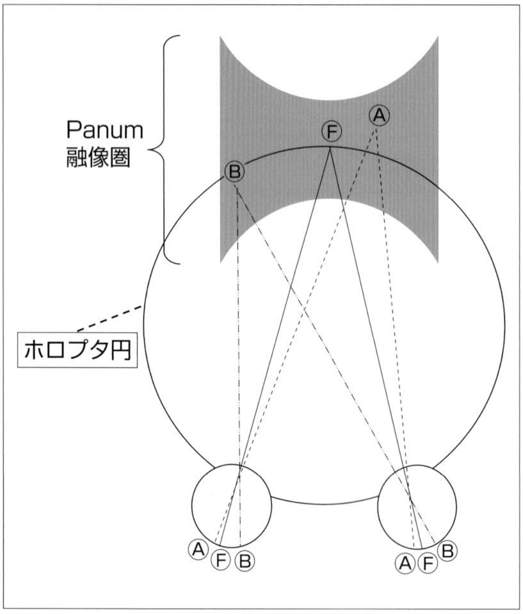

図 1. Panum 融像圏①
ⒶⒷⒻすべてPanum融像圏なので単一視できる.

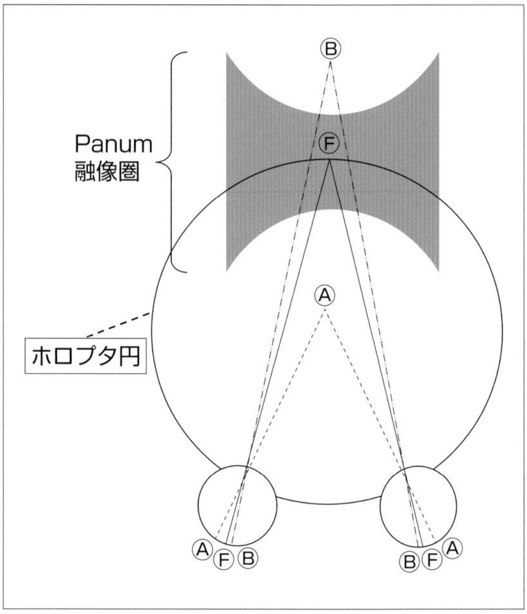

図 2. Panum 融像圏②
ⒶⒷはPanum融像圏外なので生理的複視を生じる.

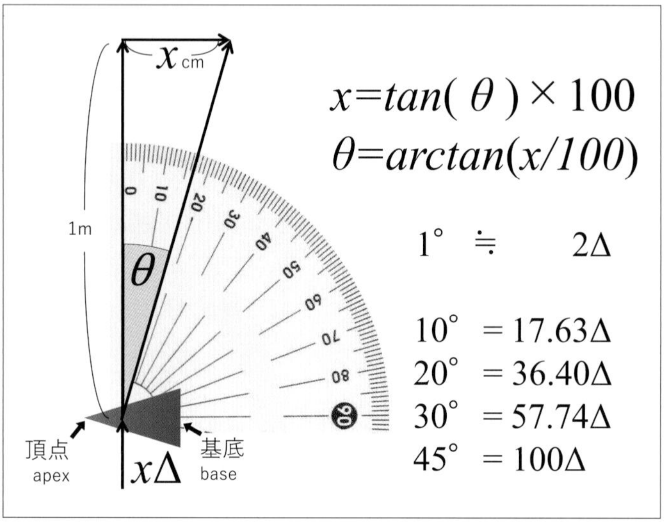

図 3. Prism Diopter

ないため，そのままの値では加算・平均ができない．三角関数を用いて角度に変更してから数値を扱う．

プリズムは偏位方向に頂点を向ける．記載は基底方向で記載する．外斜視は基底内方，内斜視は基底外方，上斜視は基底下方，下斜視は基底上方に置く．

プリズムの当て方(図 4)は，ブロックプリズムでは minimum deviation position(入射角と出射角を均等にする)で当てる．バープリズムは，水平プリズムが frontal plane position(バープリズムの平面を角膜側に向けて前額面に平行にする)で設計されており，垂直プリズムは prentice position(バープリズムの平面を検者側に向けて前額面に平行にする)で設計されている．Prentice position は，入射角または出射角どちらか 1 面に全屈折を起こさせることから，図 4-c と d は同じ屈折である．教科書によっては図 4-c を frontal plane position と誤記しているものがある．Frontal plane position で調整されたプリズムを pren-

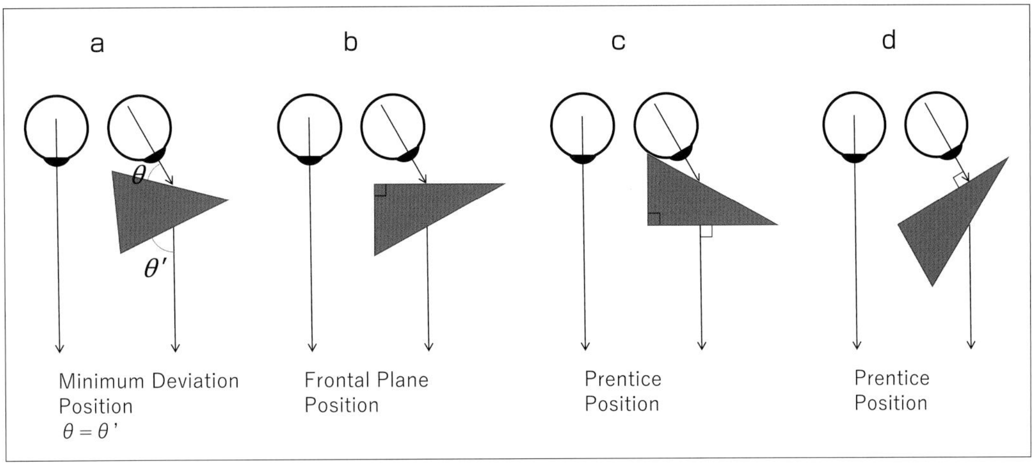

図 4. プリズムの当て方
a：入射角と出射角を均等にする.
b：プリズムの平面を角膜側に当て，前額面と平行に当てる.
c，d：入射角または出射角を光軸と垂直に当てる.

tice position で当てると，特に20Δ 以上で屈折効果が過大方向にずれる.

水平方向と垂直方向どちらも同時に計測する場合は，垂直方向を prentice position で，水平方向を frontal plane position で重ねて持つ.

水平プリズムを2枚重ねる場合と，水平プリズムを両眼にそれぞれ当てる場合とでは角度が変わる．大角度を測定する際には両眼にプリズムを当てる.

プリズムによる定量検査

遮閉試験にて眼位ずれがみられた場合にプリズムを用いて眼位ずれの定量を行う．それをプリズム遮閉試験という．プリズムの当て方によっては結果に誤差を生じるため注意する．固視目標を注視できることが必要である.

原則調節視標を用いる．視力不良で注視できない場合は Krimsky 試験を行う.

プリズム遮閉試験の検査法は，①シングルプリズム遮閉試験，②同時プリズム遮閉試験，③交代プリズム遮閉試験の3つがある．シングルプリズム遮閉試験と同時プリズム遮閉試験は顕性の眼位ずれを定量する方法であり，主に内斜視の定量に用いる．交代プリズム遮閉試験は顕性と潜伏を合わせた融像除去での全偏位量を定量する方法である．①はプリズムを斜視眼に置き固視眼を遮閉し，斜視眼の動きを観察する．②は固視眼を遮閉すると同時に斜視眼にプリズムを当て，斜視眼の動きを観察する．③ははじめに斜視眼を遮閉し固視眼と交代に遮閉する．測定眼の遮閉が固視眼に交代したときに測定眼の動きを観察する．測定眼の遮閉は長く，遮閉交代は素早く行う.

外斜視(位)は逆転する1つ手前のプリズムの値，内斜視(位)と上下斜視(位)は中和したプリズムの値をとる(図5).

Hess 赤緑試験

<Hess 赤緑試験を理解するためのことば>

- ひき運動(ductinon)…単眼の眼球運動
- むき運動(version)…両眼の眼球運動
- ともひき筋…同じひき運動をする同じ眼の筋肉
- ともむき筋(共同筋)…同じむき運動をする対側眼の筋肉
- はりあい筋(拮抗筋)…あるひき運動と反対の作用を有する同じ眼の筋肉
- 間接はりあい筋(間接拮抗筋)…ともむき筋のはりあい筋(対側眼)
- Heringの法則：ともむき筋(共同筋)は両側等量の神経インパルスを受ける
- Sherrington の法則：はりあい筋(拮抗筋)は弛緩する

両眼の中心窩に視標を投影する検査である．検

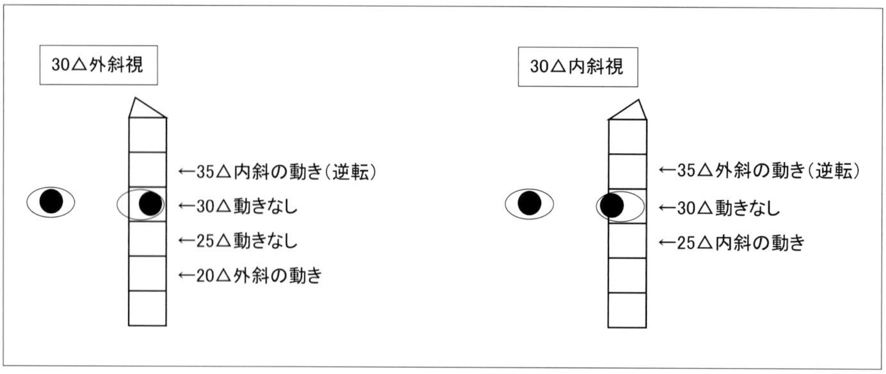

図 5. プリズム遮閉試験の結果の読み取り方
左図は外斜視のため動きが逆転する1つ前をとり30Δ外斜視となる.
右図は内斜視のため動きがとまったところをとり30Δ内斜視となる.

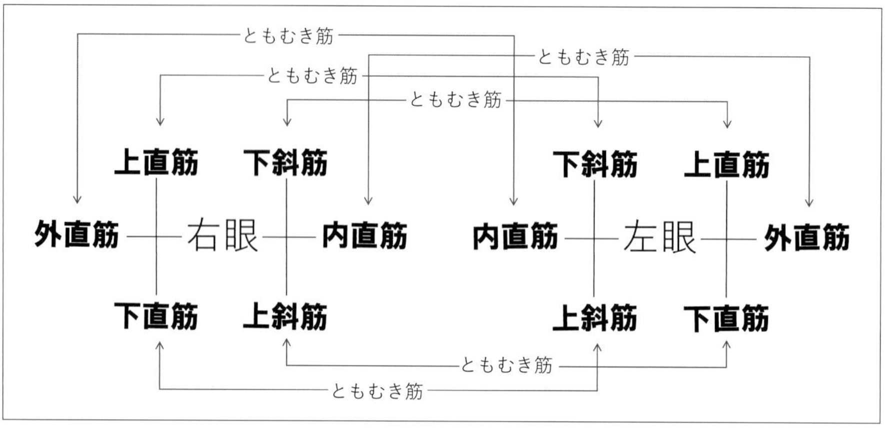

図 6. 各視方向におけるともむき筋(共同筋)

査距離50cmのものと1.4mのものがある．赤緑眼鏡(赤：固視眼・緑：測定眼)で両眼分離し融像除去眼位を測定する．条件として両眼中心固視・正常対応・抑制がない(＝同時視ができる)・左右の視力に大きな差がない・矯正視力0.1以上に当てはまる人が対象になる．

測定原理としては，麻痺眼で視標を固視させた場合，麻痺している筋を動かすために中枢から多量の神経信号が必要となる．そのためHeringの法則によって同じ量の信号が健眼のともむき筋(図6)にも伝わり，健眼の偏位量が大きくなる．

図の大きさに差があれば，眼位ずれが左右非対称の非共同性斜視，図の大きさに差がなければ，麻痺・運動制限のない共同性斜視である．偏位があれば図はその方向にずれ，麻痺があれば図は麻痺筋の作用方向で狭くなる．小さい図は第1偏位(非麻痺眼固視)，大きい図は第2偏位(麻痺眼固視)を示しており，左右2つの図を比べて図の小さいほうが麻痺眼を示している．

代表的な脳神経麻痺のHess赤緑試験の結果を示す(図7〜9)．

Hess赤緑試験では回旋偏位は定量できないため，回旋偏位を定量するためには大型弱視鏡やCyclophorometerの検査を行う．

＜結果の見方＞

①正面での眼位(検査用紙の中心より結果の中心が外側にずれていれば外方偏位，内側にずれていれば内方偏位)

②左右の図の大きさに明らかな差があれば小さいほうが麻痺眼(非麻痺眼固視)

③小さいほうの図で固視点と測定点のずれをみて，最も距離が離れている点の方向に働く筋が麻痺筋

④大きいほうの図で固視点と測定点のずれをみ

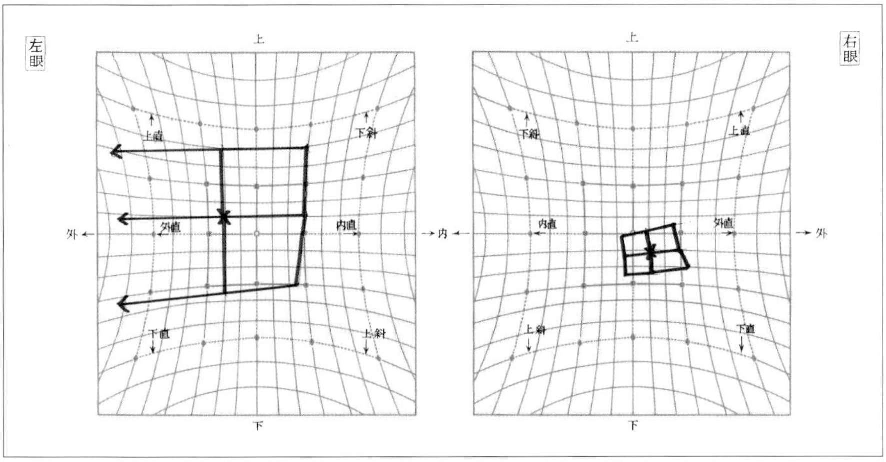

図 7. 右眼動眼神経麻痺

左右眼の図を比べると右眼の図が小さく外直筋以外の筋が狭くなっているため右眼動眼神経麻痺である．

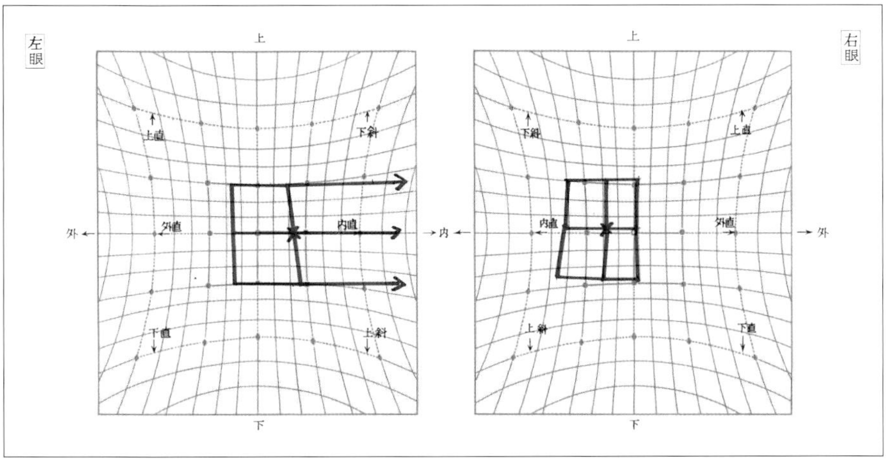

図 8. 右眼外転神経麻痺

右眼の外転制限がみられるため右眼外転神経麻痺である．

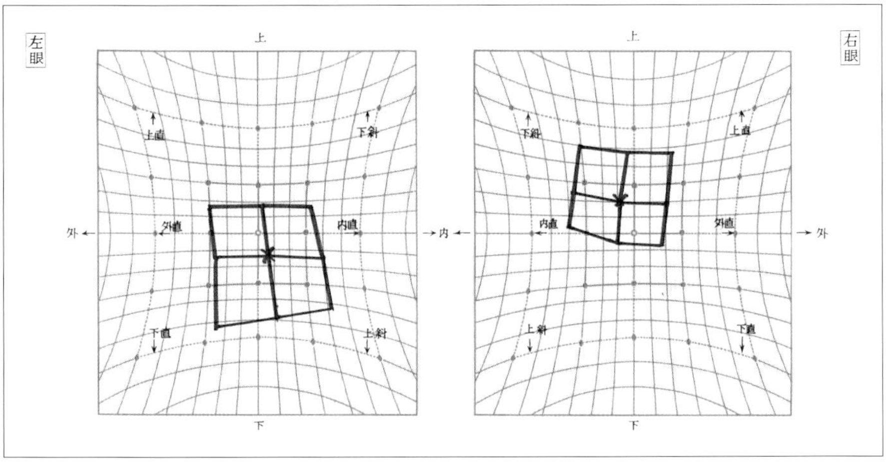

図 9. 右眼上斜筋麻痺

右眼が小さく上斜筋方向が狭いため右眼上斜筋麻痺である．

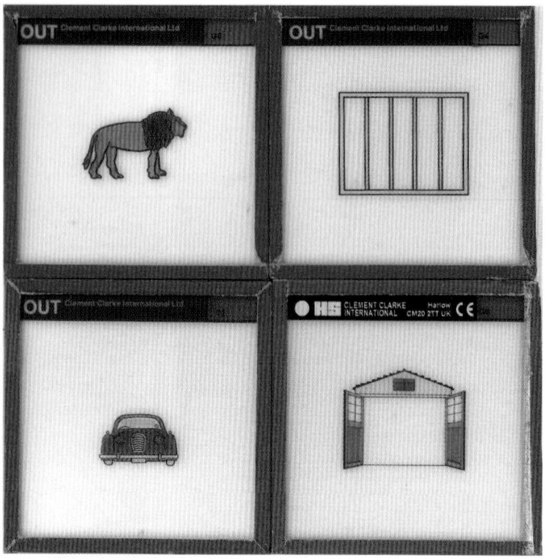

図 10. 自覚的斜視角測定用の視標
異質図形のライオンと檻，車と車庫のように2枚1組で使用する.

て，最も距離が離れている点の方向に働く筋が過動筋

これらの4点が当てはまらない場合は，機械的運動障害や複数筋の麻痺が考えられる.

大型弱視鏡

両眼の中心窩に視標を投影する検査である．遠見の検査である.

1．同時視(自覚的斜視角)

異質図形を用いる(図 10)．サイズが4種類(図 11)(周辺サイズ縦7°×横11°，傍黄斑サイズ縦4.5°×横7.5°，黄斑部サイズ縦3.5°×横6°，中心窩サイズ縦2°×横3°)あり，どのサイズであっても合致できれば同時視(+)である．その際網膜対応をみるため自覚的斜視角測定後にそのまま図形をみてもらい，固視眼を消灯し非固視眼の動きの有無をみる．一番大きい最大サイズで重ならない場合が同時視(−)にあたる．交互点滅を行い中心窩を刺激し，それでも重ならないか確認する.

近づけていくと図形のどちらかが消える場合は抑制がありこのとき交差感は(+)である．図形がいつも同側にある場合，交差感は(−)で対応欠如であるが，交代視のみの場合も対応欠如である.

ライオンと檻のように檻の縦線とライオンが重なるところで視野闘争(両眼の中心窩にそれぞれ

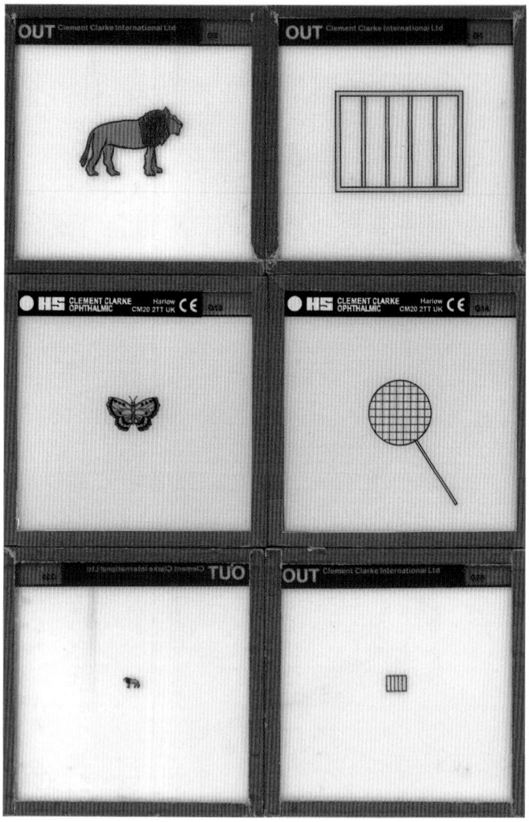

図 11. 同時視の程度を調べる視標
上段から，周辺サイズ，傍黄斑サイズ，中心窩サイズ．その他に黄斑部サイズがある.

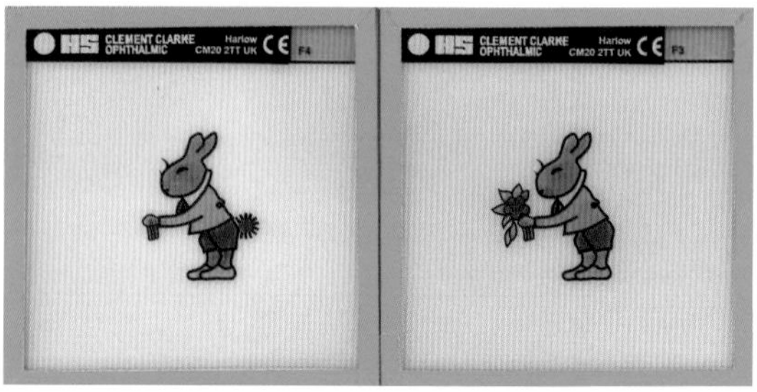

図 12. 融像測定用の視標
相似図形を用いて2枚1組で，右側のしっぽと左側の花束が融像を確認するチェックマークである.

異なった像が映ると一方の像は抑制されて見えなくなるか，それぞれの眼の像が交互にみえる現象)が起きるため融像しづらい.

2．融　像

相似図形を用いる(図 12).

同時視で得られた自覚的斜視角を用い，2つの図形が合致しているかを確認する(自覚的斜視角が大きい場合は斜視角を2等分し左右に振り分ける)．合致している状態で開散方向にアームを動

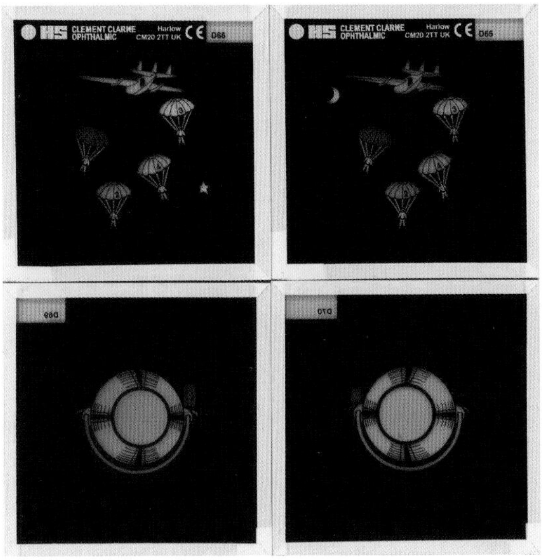

図 13. 立体視測定用の視標
偏心図形や視差のある相似図形を用いる.

かし左右の像をどこまで単一視できるか限界点を測定し，輻湊方向も同様に測定する．測定できれば融像(＋)である.

融像幅の正常値はおよそ－4～＋20°である．融像は相似図形を用いるため，同時視よりも融像しやすい．そのため同時視(－)でも融像(＋)である場合がある．なお図形が大きいかつチェックマークが外側のスライドほど融像しやすい.

同時視ができた自覚的斜視角付近でも図形が重ならない場合，融像(－)である.

3．立体視

偏心図形や視差のある相似図形を用いる(図 13)．同側にずれた図形を融像するとへこんで見え，交差性にずれた図形を融像すると飛び出て見える.

自覚的斜視角を用い，例えばバケツの図形を用いてチェックマークである雑巾とじょうろが2つとも見えているか確認する(図 13-下段).

チェックマークが2つとも見えている状態でバケツが飛び出て見え，かつへこんで見える向きが合っていれば立体視(＋)である.

一方向しかわからない場合立体視が弱い(±)といえる．立体的に見えない場合や答えが逆の場合は立体視(－)である.

パラシュートの図形のようにそれぞれに視差がついていて立体的に見えるようになっているものがあり立体的に見える深さがわかる視標もある(図 13-上段).

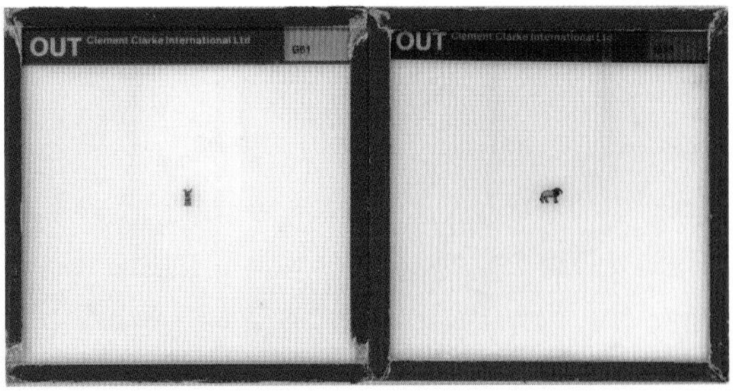

図 14. 他覚的斜視角測定用の視標
異質図形を用いる．視力に応じてなるべく小さい図形を使用する.

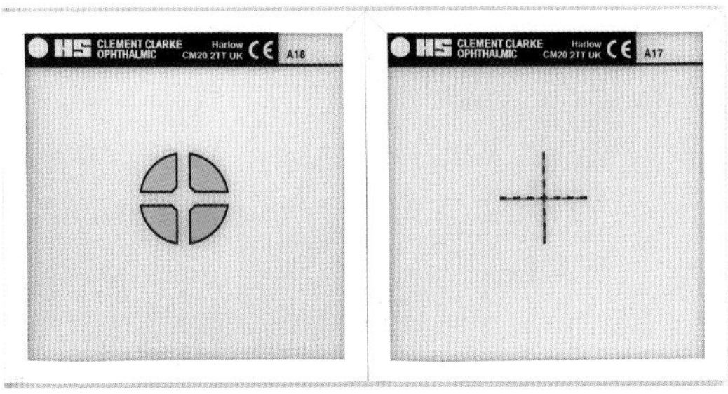

図 15. 回旋偏位測定用の視標
固視眼に緑の円の視標，測定眼に赤の十字視標を用いる.

表 1. 9方向むき眼位の記載方法
15°外斜視，5°左眼上斜視，5°外方回旋のように上から水平・上下・回旋の順に記載する.

左上方視	上方視	右上方視
左方視	正面視 －15° L/R 5° Ex 5°	右方視
左下方視	下方視	右下方視

4．他覚的斜視角

異質図形を用いる(図 14).

左右それぞれに視標(患者の視力に応じてなるべく小さいもの)を入れ固視眼を0°に固定する.

交互に点滅させ点灯しているほうの視標を見てもらう．非固視眼の視標のみ角度を変えていき非固視眼の動きがなくなるまで繰り返す．その際，固視眼で視標を見ているときに非固視眼のアームを動かす．内方偏位の場合は点滅回数を少なくし最小の偏位を，外方偏位の場合は点滅回数を多くし最大の偏位を測定する．

右眼固視，左眼固視の両方を測定する．片眼の視力が悪く視標が見えない場合，角膜反射をみる方法がある．

固視眼を0°で固定し視標を見てもらい，非固視眼の角膜反射が瞳孔中心にくるようにアームを動かす．そのときの斜視角をみる（＝顕性斜視角）．

5．9方向むき眼位

回旋偏位がわかりやすい図形を用いる（図15）．第2・第3眼位測定時に固視眼の基点を水平・上下を20°ずつ移動し斜視角をみる（表1）．Ｖパターンや Ａ パターンが斜視角を読み取ることによってわかる．視診と比較することが大切である．

文　献

1）丸尾敏夫，久保田伸枝，深井小久子：視能学 第2版．pp. 321，325-326，348-351，文光堂，2011.

2）根木　昭：眼科検査ガイド 第2版．pp. 157-158，170-173，189-202，文光堂，2016.

Summary　検査の目的，方法等をわかりやすく示してある文献.

3）折笠智美：プリズム遮閉試験．眼科ケア，**22**(9)：22-27，2020.

MB OCULI. No. 99：21－29, 2021

特集／斜視のロジック 系統的診察法

Ⅱ．斜視の系統的診察法

斜視の問診

OCULISTA

畑　真由美*

Key Words：斜視(strabismus)，眼球運動障害(ocular motility disorder)，複視(diplopia)，眼振(nystagmus)，弱視(amblyopia)

Abstract：問診は診療における基本であり，問診だけである程度予想できる疾患もある．

鑑別疾患や，その後の診察で確認すべき項目を考えながら情報を得る必要がある．知らないと診断に有用な情報を逃してしまう可能性もあるため，本稿では問診で確認すべきポイントについて説明したい．

また，患者が一番困っていることは何か(複視等，機能的なこと，もしくは整容面で困っているのか)，治療に対して何を望んでいるのかについて聞くことで保存的もしくは手術治療を選択するかの治療方針決定にも役立つ．

小児の問診

1．患者背景

1）年齢，発達

年齢相応の発達をしているかを確認する．名前や年齢を質問し，受け答えができるか等を確認すると良い．

また年齢によりできる検査も変わるため，患児の年齢や発達を考えて検査オーダーする必要がある．ランドルト環による視力検査は3歳頃から可能となってくる．

2．主　訴

1）発症時期・期間，発症様式

「いつ頃からこうなりましたか？」

「突然そうなったのですか？」

いつ発症したのかわからなければ，昔の写真を持ってきてもらうと何歳頃から出現したのか確認できる．6か月以前発症の内斜視であれば乳児内斜視，1～3歳頃に発症した内斜視であれば調節性内斜視等の後天性内斜視となる．

また，急性発症であれば外傷や炎症性疾患，亜急性であればデジタルデバイス使用による後天共同性内斜視，慢性発症であれば調節性内斜視，腫瘍や変性疾患等を考える．

外傷性の斜視では半年から1年の経過で改善する可能性もあるため，発症からどれくらい経過しているかについては確認しておく必要がある．

2）気付いたきっかけ

「どんなときに気付きましたか？」

「それに気付いたのはどなたですか？」

小児の場合，自覚症状を訴えないことが多い．検診で指摘されたり，学校の先生や親が気付いて受診することがほとんどである．

眼位異常がはっきりしない場合にはどんなときに，誰に指摘されたのか，について確認する．

例）

寝起きや疲れたときに目が外れている，視線があわない．→間欠性外斜視

集中して見ているときに目が寄る．→調節性内斜視

* Mayumi HATA，〒216-8511　川崎市宮前区菅生2-16-1　聖マリアンナ医科大学眼科学，助教

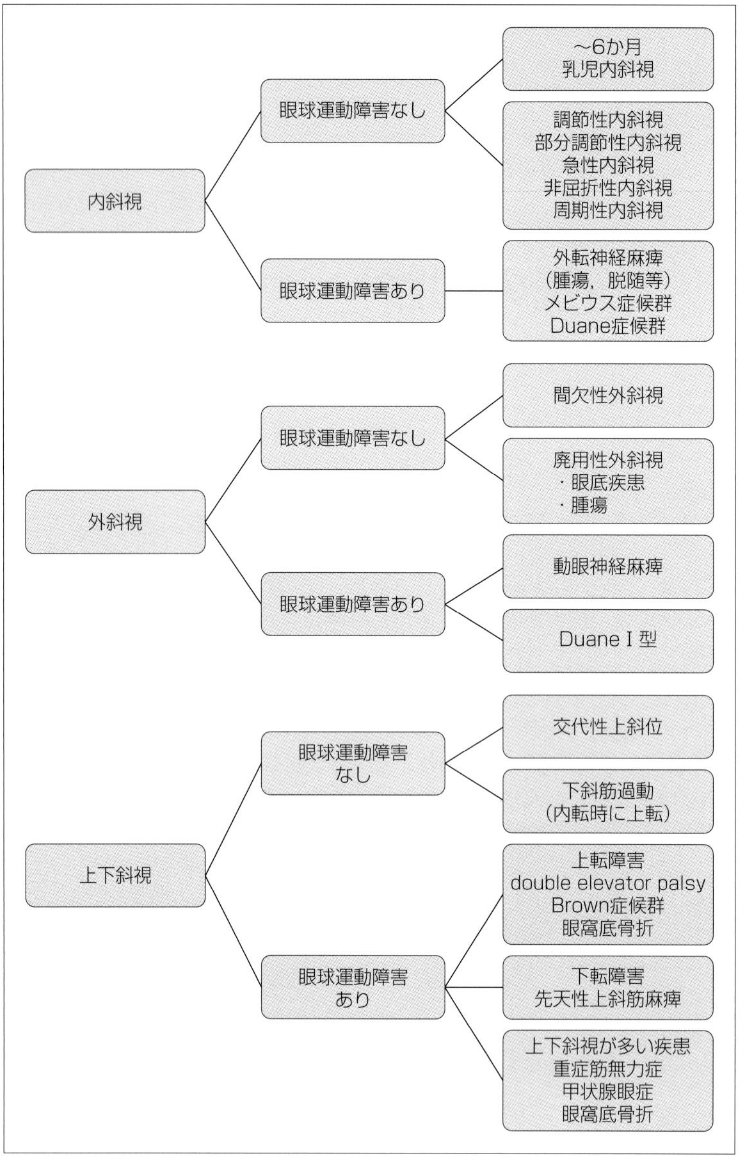

図 1. 小児

振り向いたときに眼が上に行く．→下斜筋過動

いつも顔を傾けて見ている．→先天性上斜筋麻痺

3）進　行

「悪くなっていますか？　変わらないですか？良くなっていますか？」

小児の後天性の麻痺性斜視，悪化や変動があるものは緊急性の疾患の可能性があるため注意が必要である．

間欠性外斜視では視力の発達とともに，コントロールが改善する場合がある．

デジタルデバイスによる後天共同性内斜視は，使用時間を減らすと軽快する可能性がある．

3．斜視について(図 1)

1）左右差

「どちらの目がずれることが多いですか？」

「いつもこっちの目がずれていますか？」

斜視の頻度に左右差があり，交代固視ができないようなら，弱視の可能性が高い．眼底疾患等の器質的視力障害による廃用性斜視を念頭に置いて検査が必要となる．

2）斜視の方向

「ずれるのは外ですか？　内ですか？　上下ですか？」

表 1. Newcastle Control Score

1．家でのコントロール状況	
斜視や片目つむりは全くない．	0
斜視や片目つむりはあるが，遠見時のみで，起きている時間の 50％以下．	1
斜視や片目つむりがあり，起きている時間の 50％以上でみられるが，遠見時のみで近見時にはない．	2
斜視や片目つむりがあり，起きている時間の 50％以上でみられ，さらに近見時にもみられる．	3
2．病院でのコントロール状況(遠見，近見)	
遮閉したときにだけ斜視となり，まばたきや固視を促さなくても眼位が戻る．	0
遮閉したあと，まばたきや固視を促すことで眼位が戻る．	1
一度遮閉すると斜視となり，もとに戻らない．	2
遮閉しなくても斜視が出ている．	3

1と2の近見・2の遠見を加算して9点満点でコントロール状態を評価する．

例）

内側にずれる．→乳児内斜視，(部分)調節性内斜視，急性内斜視，外転神経麻痺，開散麻痺

外側にずれる．→間欠性外斜視，廃用性(眼底疾患・腫瘍)，輻輳不全，先天性動眼神経麻痺

上下にずれる．→先天性上斜筋麻痺，下斜筋過動，交代性上斜位，Brown 症候群，double elevator palsy，甲状腺眼症，眼窩底骨折

3）斜視の頻度

「1日のうちどのくらいの時間ずれていますか？」

間欠性外斜視で，斜視になっている時間が1日の半分以上長ければ早めに手術を検討する．間欠性外斜視のコントロールを評価するのには Newcastle Control Score(表1)等が使用されている．

斜視の患者では眼底疾患や網膜芽細胞腫等，器質的疾患が隠れていることもあり，恒常性であれば特に眼底検査も必ず行う．

また，周期性斜視では1日もしくは2日おきに斜視が出現する．診察時に斜視が確認できない場合もあり，カレンダーに眼位の状態を記録してもうらうか，毎日の写真で記録してもらうとわかりやすい．

4）眼球運動障害

「方向によって悪くなりますか？」

「どちらを向くと良い／悪くなりますか？」

麻痺性斜視では麻痺筋の作用方向で最大のずれを生じる．どの方向でも角度がかわらないようなら共同性斜視，開散麻痺等を考える．

例）

内側で悪化．→Duane 症候群Ⅱ型，Ⅲ型，動眼神経麻痺，上斜筋麻痺

外側で悪化．→Duane 症候群Ⅰ型，Ⅲ型，外転神経麻痺(Möbius 症候群，腫瘍，外傷)

上を見たときに悪化．→double elevator palsy，Brown 症候群(内上転制限)，眼窩底骨折

5）増悪因子

「どういうときに悪くなりますか？」

例）

疲れたときに悪化．→重症筋無力症

遠くを見たときに悪化．→開散麻痺

近くを見たときに悪化．→輻輳不全

上を見たときに悪化．→V 型外斜視

6）日内変動

「1日のなかで良くなったり，悪くなったりしますか？」

朝は良いが，夕方悪化する等の訴えがあるようなら重症筋無力症を疑い，アイスパックテストやテンシロンテスト，抗アセチルコリン抗体等の検査を追加する必要がある．

甲状腺眼症は朝方に症状が強く，夕方に軽快することが多い．

例）

夕方に症状が強い．→重症筋無力症

朝方に症状が強い．→甲状腺眼症

4．複視について

先天性に斜視がある場合，両眼視機能が発達しておらず，複視を訴えないことがほとんどであ

る．複視の訴えがあるということは後天性の斜視または代償不全型の先天性斜視が疑われる．

1）単眼複視 or 両眼複視

「両目で見ると2つに見えますか？」

「片目だけでも2つに見えますか？」

片眼を隠して複視が消えることを確認し，単眼複視か両眼複視なのかを判断する．単眼複視であれば乱視や白内障等，単眼複視をきたす所見がないかを確認する．

2）複視の方向，特定の方向で悪化するか

「横にずれますか？　上下にずれますか？　斜めにずれますか？」

「どの方向で悪化しますか？」

眼球運動制限があると，麻痺筋の作用方向で複視の悪化がみられる．例えば右の外転神経麻痺では右方視で複視が悪化する．複視のある眼球運動障害の場合，後天性の眼球運動障害であると予想され，頭部MRI検査等も考慮する．

5．その他の症状（頭位異常，眼精疲労，頭痛，目を細める，羞明，自発眼振）

「いつも顔を傾けていますか？」

「眩しがったり，片目つむりすることがありますか？」

「目が揺れますか？」

斜視の角度が小さくなるように代償頭位をとることがある．代表的なものを下記に示す．

また斜視で多い訴えとしては，片目つむりや羞明，眼精疲労である．視力不良例では眼振を認めることが多い．

例）

Head tilt. →上斜筋麻痺，上下斜視

Face turn. →眼球運動制限（脳神経障害，Duane症候群等），先天性眼振，視野障害，難聴

Chin up. →眼瞼下垂，V型外斜視

6．予測因子

「最近風邪のような症状がありましたか？」

「事故にあったり，頭をぶつけたりしませんでしたか？」

「スマートフォンを見ている時間は長いですか？　1日何時間程度ですか？」

Fisher症候群では発症の1～3週間前に上気道感染の前駆症状があることが多い．後天性共同性内斜視ではスマートフォン等，近見作業の時間が長いかどうかを確認する．

また，外傷後に斜視が出現することも多く，外傷歴についても聴取しておく必要がある．

7．関連する眼科所見・症状

1）視　力

「検診で視力低下を指摘されたことがありますか？」

「どちらの目が見えづらいですか？」

白内障，網膜疾患等による視力不良例では斜視を呈することが多い．片眼の視力低下がある場合，良いほうを前に顔まわしして見ていたり，視力が良いほうを遮蔽すると嫌がる．

小児の場合，視力低下に気付いていなかったり，訴えないことが多いため，学校検診では斜視や視力低下の指摘をされたことがあるかについても確認しておくと良い．

2）眼　振

「目が揺れますか？」

「いつから揺れはじめたのですか？」

先天白内障，先天黄斑低形成等，視力不良例では眼振を伴っていることが多い．

また小脳腫瘍等，中枢性疾患による眼振や視力低下が出現している可能性もあるので，先天性か後天性，その他めまい，嘔吐等，他の症状がないか確認が必要である．

3）流涙／疼痛／発赤

「涙が多いですか？」

「目が赤くなったり，痛みがありますか？」

先天緑内障では流涙症状，視力低下や角膜径拡大，近視が強い等の所見を認める．また，腫瘍や炎症でも眼圧上昇や充血，疼痛を生じる可能性がある．必要に応じて眼圧測定を行う必要があるが，小児で眼圧測定をする場合はアイケアでの測定が簡便である．泣いてしまうと眼圧高値となってしまうため，眠っているときやおもちゃに集中

させて測定すると良い.

外傷歴があれば，前房出血や網膜剝離等の所見がないか確認する.

4）外観異常

「瞳が白っぽく見えますか？」

「目が出てきましたか？　いつから左右差が出てきたのですか？」

「瞼が下がっているのはいつもですか？」

顔貌，眼球の大きさ，眼瞼等の所見を確認する.甲状腺眼症では眼球突出，上眼瞼後退等の症状を認める．重症筋無力症や動眼神経麻痺では眼瞼下垂を認める.

Möbius症候群では外転神経麻痺と仮面様顔貌(顔面神経麻痺)等の症状を特徴とする.

先天白内障，網膜芽細胞腫，Coats病，第一次硝子体過形成遺残では白色瞳孔を呈し，先天緑内障では牛眼や角膜混濁を認める.

5）夜　盲

「暗いところでよくぶつかるなど，見えづらそうにしていますか？」

網膜色素変性等では夜盲症状を訴える.

眼底検査や家族歴について聴取し，必要に応じてERG等の検査も検討する.

以下の8～12については問診票を作成して，外来の待ち時間等に回答してもらっておくと良い.

8．過去の眼科受診歴

1）既往／診断

いつ，どこで，誰が，どのような診断を受けたのか.

2）治療歴

いつ，どのような治療(手術／眼鏡／プリズム／訓練／検眼遮蔽／点眼)をしていたのか，治療期間や治療効果はどうだったのか．また副作用(麻酔／皮膚炎／充血／紅潮／心理社会的)についても確認する.

9．全身疾患

・出産前(薬／妊娠中の感染)

・出産時の状況(出生時の週数･体重･分娩方法)

・既往歴(先天疾患等／喘息，てんかん，熱性けいれん等)

10．家族歴

・斜視・斜視手術歴の有無

・弱視

・眼疾患(屈折異常も含む)

11．現在使用している薬剤／薬物アレルギー

12．キーパーソン

小児の場合，患児自身が治療の必要性を理解できないことが多いので，眼鏡やアイパッチ等の治療は保護者の協力が必要になる．同伴者が誰なのかを確認し，病状や治療について理解してもらえるようにわかりやすい説明を心がける．直接聞きにくい質問であることから，問診票のリストに入れておくことが望ましい.

成人の問診

1．患者背景，職業，受診のきっかけ

複視等の機能的なことで困っているのか，見た目の整容面での改善を期待して受診したのかについて確認することが重要である．後天性の斜視であれば複視を自覚して受診することが多いが，先天性の斜視，視力低下や眼瞼下垂がある症例では複視の自覚がない場合もある.

複視等の機能面の改善を目的としている場合のほうが，難易度が高く，車の運転をするのか，パソコン作業が多いか，スポーツはするか等の生活歴や職業についても聞いておくと良い.

2．主　訴

1）発症日，発症様式

「いつからこうなったのですか？」

「急になったのですか？」

「こどもの頃から斜視の指摘がありましたか？」

大人になってから出現した斜視であれば，急性発症では，虚血性や外傷性，炎症性疾患を考える.

慢性発症でいつから出現したかはっきりしないものには，間欠性外斜視の代償不全，腫瘍等が考えられる.

例）

朝起きたら2つに見えるようになっていた．→虚血性眼運動神経麻痺

交通事故にあってから斜めにずれて見える．→外傷性滑車神経麻痺

以前から斜視があるが寄せていた．最近寄せられなくなってきた．→間欠性外斜視の代償不全

2）随伴症状，前駆症状

「何かきっかけがありましたか？」

「ここ2週間程度で風邪のような症状がありましたか？」

「頭を打ったり，事故にあいましたか？」

人によっては関係ないと思って，こちらから聞かないといわないこともあるので，重要な情報を引き出すために具体的な問診が必要な場合もある．

例えばFisher症候群では上気道症状等の先行感染後(1～3週後)に外眼筋麻痺，運動失調，腱反射消失を三徴とする症状が出現する．外傷歴があれば眼窩底骨折，外傷性眼運動神経麻痺，内頸動脈海面静脈洞瘻(CCF)等が鑑別に挙がる．

また，バックル術後等，眼科術後に斜視が出現する場合もあるため，手術歴についても確認しておく必要がある．

3）進行性

「そうなってから悪くなっていますか？　かわらないですか？　良くなっていますか？」

「どのくらいの期間で悪化していますか？」

「以前に同様のエピソードがありましたか？」

虚血性眼運動神経麻痺や軽度外傷等では，発症後より3か月から半年の間に改善傾向を示す場合が多い．

進行性であればどの程度の経過で進行しているのかを確認する．急性に進行していれば感染症や炎症性疾患，緩徐進行性では腫瘍等を疑う．以前に同様の症状があったかの確認も必要である．

3．斜視について(図2)

1）斜視の左右差，方向

「どちらの目がずれますか？」

「いつもこっちの目がずれますか？」

「ずれるのは外ですか？　内ですか？　上下ですか？」

例）

内にずれる．→外転神経麻痺，強度近視性内斜視，急性内斜視

外にずれる．→間欠性外斜視，動眼神経麻痺，廃用性外斜視，術後外斜視

上下にずれる．→滑車神経麻痺，眼窩底骨折

2）斜視の頻度

「1日のうちどのくらいの時間ずれていますか？」

間欠性か恒常性か．小児と同様，間欠性外斜視であればずれている時間や，眼精疲労等の自覚症状により手術適応を検討する．恒常性であれば両眼視機能についても確認しておく．

3）眼球運動障害

「どちらを向くと良い，悪い等ありますか？」

どの方向で一番斜視が目立つか，複視が大きくなるかを聞くことで，どの筋肉が動きにくいのかが予想できる．滑車神経麻痺では下方視や患側に頭を傾けたときに斜視や複視が大きくなり，「階段を降りるときに怖い」，「横になってテレビをみると二重に見える」等と訴えることが多い．

4）増悪因子，日内変動

「どういうときに悪くなりますか？」

「1日の中で良くなったり，悪くなったりしますか？」

ストレスや疲労で悪化するのか，遠見，近見で変化があるのか等，確認する．

重症筋無力症では夕方に悪化，甲状腺眼症では朝に症状が強い．

5）複　視

「物が2つに見えますか？」

「両目で見ると2つですか？」

「横にずれますか？　上下にずれますか？　斜めにずれますか？」

「どこを見たときに一番ひどいですか？」

単眼複視なのか両眼複視なのかを確認する．片眼を隠しても複視の訴えがあるようなら単眼複視

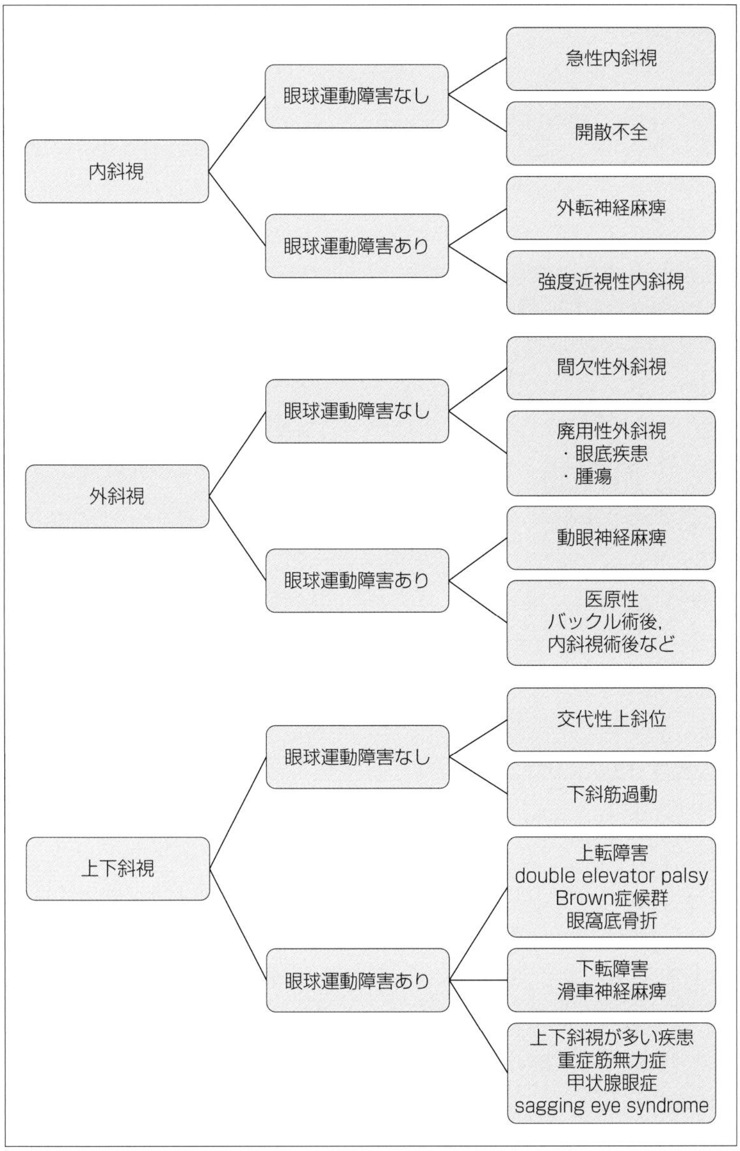

図 2. 成人

である. 白内障や乱視がないか確認が必要である.

回旋偏位は眼位でわからないため, 眼位異常が目立たないのに複視の訴えが強い場合, 眼底写真や Maddox 杆, 大型弱視鏡, Cyclophorometer で確認すると良い.

滑車神経麻痺では回旋の訴えがあり, 下方視で複視が増悪するため, head tilt して代償していることが多い. 階段を降りるときに怖い等の訴えが多い.

外転神経麻痺では側方視での複視悪化を訴え, face turn の頭位異常を伴う.

4. その他症状

1) 頭位異常, 眼精疲労, 頭痛, 目を細める, 羞明, 自発眼振

「顔を傾けているほうが楽ですか？」

「頭痛がありますか？　どのような痛みですか？」

「眩しいですか？」

患者が診察室に入ってきた時点で, 患者の外観をよく観察することが大事である.

滑車神経麻痺では head tilt, 外転神経麻痺では face turn, V 型外斜視では chin up 等, さまざまな頭位異常を伴っていることがある.

間欠性外斜視等の共同性斜視でも眼精疲労や頭痛，羞明を訴えることが多いが，動眼神経麻痺による散瞳のため羞明を訴えていたり，Tolosa-Hunt 症候群や内頸動脈海綿静脈洞瘻(CCF)のため頭痛を訴えている場合もあるので，眼球運動障害や瞳孔不同がないか確認する必要がある．頭痛の性状や持続時間，痛みの程度等についても詳しく聞く必要がある．

2）疼　痛

「どこがどのように痛いのですか？　どういうときに痛いのですか？」

「痛みを 1〜10 で表現するとどの程度ですか？」

Tolosa-Hunt 症候群では片側の激しい眼窩深部痛，眼窩筋炎では眼球運動時痛を訴える．炎症性疾患では疼痛を訴えることが多い．

3）眼球の見た目の異常(眼球突出，下垂)

眼球突出があれば甲状腺眼症や CCF，IgG4 関連疾患等を疑い，MRI や血液検査を施行する．外眼筋や眼窩内の炎症を確認するためには STIR (short T1 inversion recovery)法での評価が有用である．

眼瞼下垂があれば，重症筋無力症や動眼神経麻痺が考えられる．動眼神経麻痺では瞳孔所見に注意し，調節障害を訴えることもある．

上下斜視でも下斜視となっているほうが眼瞼下垂のようにみえることがある．眼瞼下垂については挙筋機能の確認をする．

4）耳鼻科症状

「慢性副鼻腔炎等，耳鼻科通院歴がありますか？　手術をしましたか？」

副鼻腔炎の治療に伴い，眼球運動障害が医原性に起きることがある．

5）神経症状

「目が閉じづらい，飲み物がこぼれる等ありますか？」

動眼神経，滑車神経，外転神経麻痺による眼球運動障害や眼瞼下垂に加え，顔面神経麻痺や三叉神経麻痺についても確認できると良い．

顔面神経麻痺については額にしわがよれば中枢性障害，しわがよらなければ末梢性障害である．

眼球運動障害に顔面神経麻痺を合併している場合，橋病変が疑われる．

以下の 5〜9 については問診票を作成して，外来の待ち時間等に回答してもらっておくと良い．

5．過去の眼科受診歴

1）既往／診断

いつ，どこで，どのような診断をされたのか，片側，両側か等について確認する．

2）治療歴

今までどの施設でいつ頃どういう治療を受けてきたのか，眼鏡，プリズム，検眼遮閉，手術等について，できる限り詳しく聴取する．

特に手術歴については診断や斜視手術を行う際の手術戦略にもかかわってくるため，何歳頃に，どういう症状に対して，どちらの目で手術をしたのか確認し，細隙灯で観察した結膜の瘢痕と矛盾しないか診察する．たとえば現在外斜視で，過去に外斜視に対して治療を行ったと本人が申告していても，内直筋側に結膜の瘢痕がある場合には，過去に内斜視に対して治療が行われた可能性が高く，申告と所見に矛盾が生じていることになる．

可能であれば手術を受けた施設に記録を問い合わせる(現在と名字が変わっている可能性がある)．幼少期に手術を受けて診察記録が残っていない場合には，手術を受ける前後の写真を確認して，術前の眼位と現在の眼位を比較する．もしくは MRI で外眼筋の状態を確認し，slipped muscle の存在を予想する．

6．全身背景

高齢者では既往疾患が多くなる傾向がある．既往歴，入院，手術，投薬状況について確認しておく．

- 脳・心血管(糖尿，高血圧，高脂血症)(虚血性心疾患，末梢血管障害，脳血管障害-抗凝固薬)
- 耳鼻科疾患(副鼻腔炎，上咽頭癌)
- 感染(帯状疱疹)

・免疫(脱髄疾患，血管炎，リウマチ-ペニシラミン)
・神経(髄膜炎，脳炎，重症筋無力症)
・腫瘍
・呼吸器(喘息-NSAIDs)
・甲状腺疾患
・減圧術
・コントロール(投薬，手術，放射線)
・医療機関

甲状腺ホルモンの値がコントロールされていても，抗体高値であれば甲状腺眼症発症の可能性がある．

7．家族歴

1）斜視，斜視手術歴，弱視の症状

間欠性外斜視や屈折異常，先天白内障等について，両親の斜視治療歴や屈折異常についても確認する．過去に弱視治療歴(アイパッチをしていたか)どうかは両眼視機能と関連する．

2）屈折異常，どのような眼鏡を使用していたか

特にプリズム眼鏡を使っていたかどうか確認する．

3）視力について

網膜色素変性症，コロボーマ，先天緑内障等，家族の視力についても確認しておく．

8．薬のアレルギー

9．社会的背景

・喫煙歴，飲酒歴，食生活
・職業・趣味

職業については，複視の治療に関与することがある．デスクワークでは輻湊不全の治療に重点が置かれる．職業運転手では遠見の複視を改善する必要性が高い．上方を見上げる仕事(エアコン修理等)では上方視の複視にも改善の必要性が生まれる．野球やゴルフ，弓道等が趣味の場合，右打ち・左打ちにもよるが側方視での複視の解消・眼球運動障害を生まない斜視手術の方法を考える必要がある．

MB OCULI. No. 99：30－33, 2021

特集／斜視のロジック 系統的診察法

Ⅱ．斜視の系統的診察法

斜視診療に必要な外眼部の診察

OCULISTA

根岸貴志*

Key Words： 斜視(strabismus)，頭位(head position)，眼位(eye position)

Abstract：斜視の診察は，眼位や眼球運動の診察の前に，まず外眼の視診から行う．その視診は着座してからではなく，患者が診察室に入室する瞬間から視診を始める．対面して診察をする際には緊張状態に陥っており，自然な眼位の観察とは異なっている．そのため，診察室に足を踏み入れて中を一瞥した瞬間の患者の眼位，頭囲，眼瞼の状態を見逃さず，診察所見に取り入れることが非常に重要である．ここでは斜視診療に必要な外眼部の所見について，特に注意すべき点について述べる．

外　眼

診察室に入室した際の頭位に注目する．頭部傾斜(head tilt)，顔回し(face turn)，頭蓋骨の非対称性(facial asymmetry)に気を付ける．

1．頭部傾斜(head tilt)(図 1)

頭部傾斜は，上下回旋斜視の代償として起きる．上斜筋麻痺では，麻痺側と反対側に顔を傾ける．

稀に筋性斜頸(muscular torticollis)が頭部傾斜の原因となることから，胸鎖乳突筋の左右差を確認する(図 2)．

2．顔回し(face turn)(図 3)

顔回しの原因となるのは，眼球運動制限，Duane 症候群，Brown 症候群，眼位性眼振，片眼の視力障害，視野障害等の他，片側性の難聴でも顔回しをすることがある．簡易的な対座視野検査や，耳の前で指をこすり合わせて聴力を確認することで，斜視・眼振以外の問題がないかどうかもチェックする．

* Takashi NEGISHI，〒113-8421　東京都文京区本郷 2-1-1　順天堂大学医学部眼科学講座，准教授

3．顎上げ・顎下げ(chin-up，chin-down)(図 4，表 1)

斜視による頭位異常だけではなく，眼球運動制限・外眼筋麻痺，眼瞼下垂にも注意する．

4．頭蓋骨の非対称性(facial asymmetry)(図 5)

代償性の頭部傾斜が長期間にわたると，骨格に影響を及ぼし，左右の顔の大きさが異なってくる．左右の目尻と左右の口元を結んだ線が交差するかどうか目測する．

5．頭部の形状

小児において頭囲(head circumference)の拡大，大泉門閉鎖遅延は，水頭症を疑わせる所見である．頭蓋骨縫合早期癒合症は，癒合する骨縫合によって舟状頭(矢状縫合)，短頭(両冠状縫合)等に分類される(図 6)．合併する臨床症状によっては症候性頭蓋骨縫合早期癒合症と呼ばれ，Crouzon 症候群，Apert 症候群，Pfeiffer 症候群，Antley-Bixler 症候群等に分類される．眼球突出や斜視を伴うことがある．小児科健診ですでに指摘されていることも多いが，眼科が初診となることもあり，各科連携が必要となる．成長曲線シー

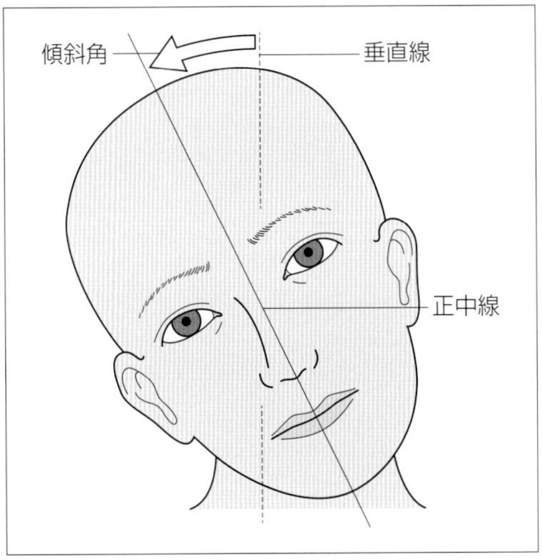

図 1. 頭部傾斜
鼻を基準として正中線とし，垂直線との傾斜角を測定する.

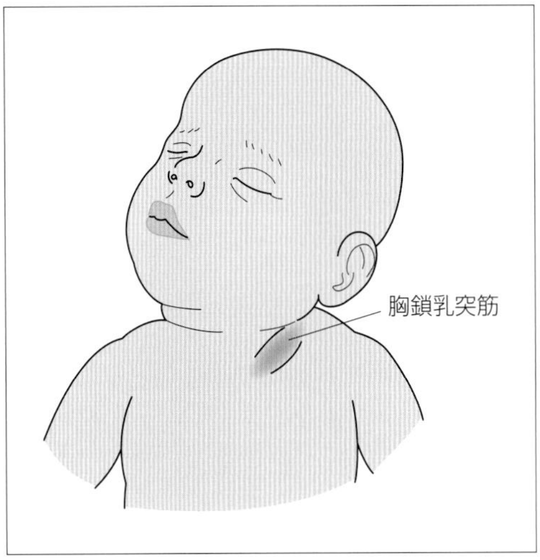

図 2. 筋性斜頸
胸鎖乳突筋の短縮により斜頸を呈する.
触診で左右差を確認する.

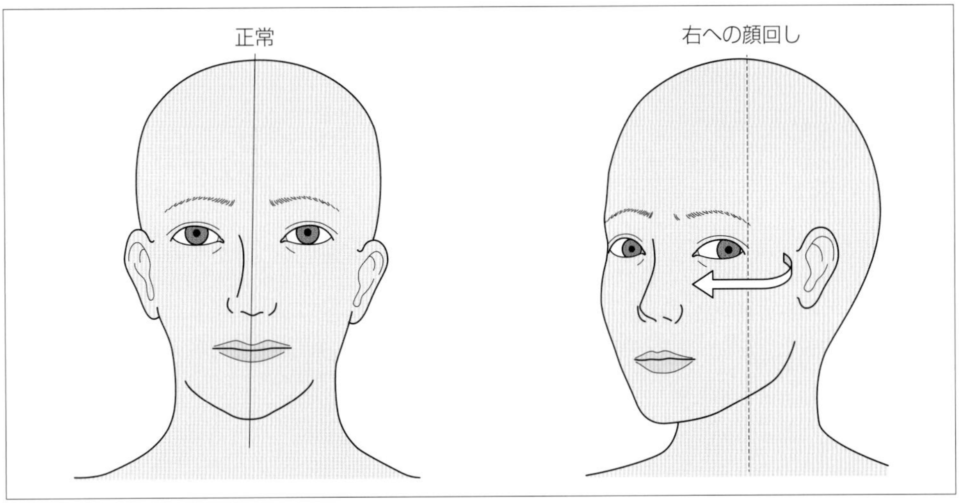

図 3. 正面視と顔回し
正面視では両耳が同時に見えるのに対し，顔回し頭囲では片側の耳が見えない.

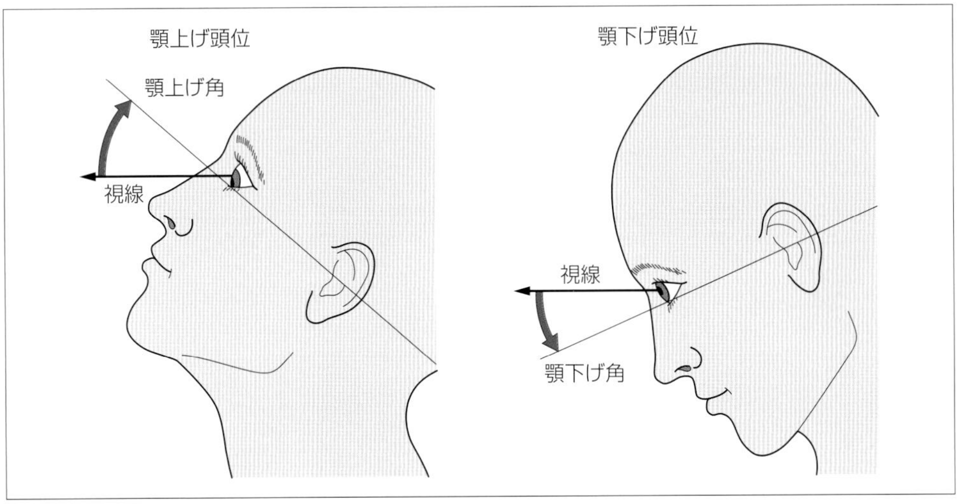

図 4. 顎上げ頭位と顎下げ頭位
耳介中央と下眼瞼を結ぶ線を基準として，顎上げ角・顎下げ角を測定する.

表 1.

顎上げ頭位	顎下げ頭位
V 型外斜視 A 型内斜視 眼瞼下垂 重症筋無力症 上斜筋麻痺(V pattern) 甲状腺眼症(下直筋肥大) Double Elevator Palsy General Fibrosis 眼窩吹きぬけ骨折(下直筋絞扼) Brown 症候群 眼振	A 型外斜視 V 型内斜視 上斜筋麻痺(下方視での回旋複視) 下直筋麻痺 眼窩吹きぬけ骨折(下直筋麻痺) 眼振

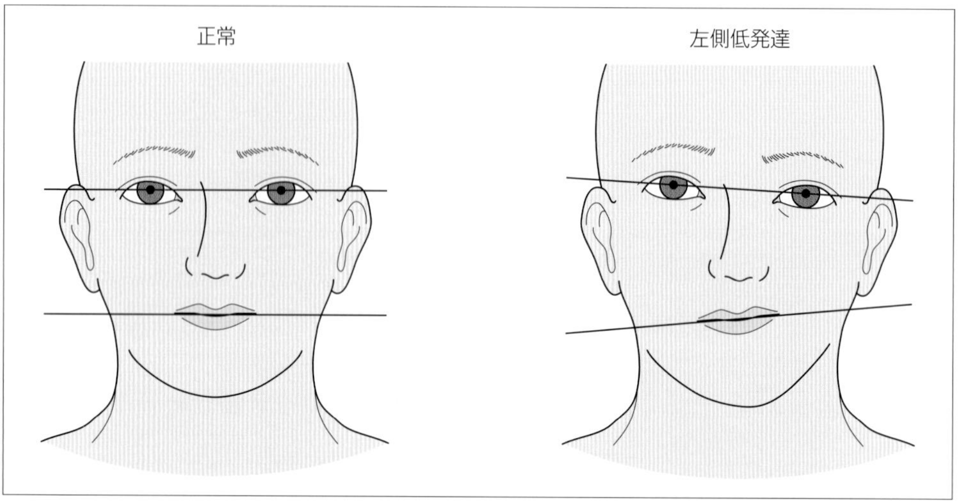

図 5. 顔の非対称性
外眼角を結ぶ線と口角を結ぶ線が正常では交差しないのに対し，左への頭部傾斜が長期間にわたると，左側の骨格が成長せず対側に比べて小さくなり，2 本の線が交差する.

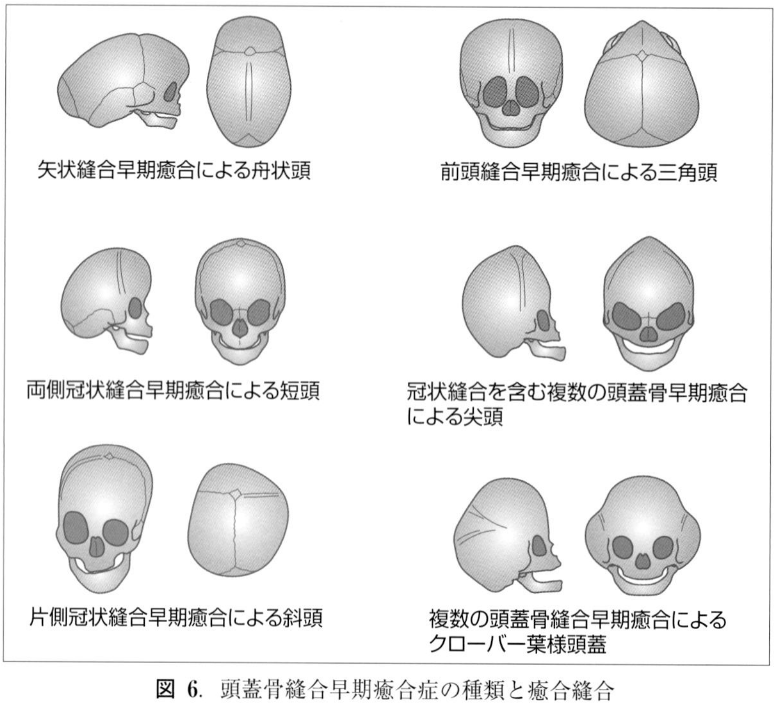

図 6. 頭蓋骨縫合早期癒合症の種類と癒合縫合

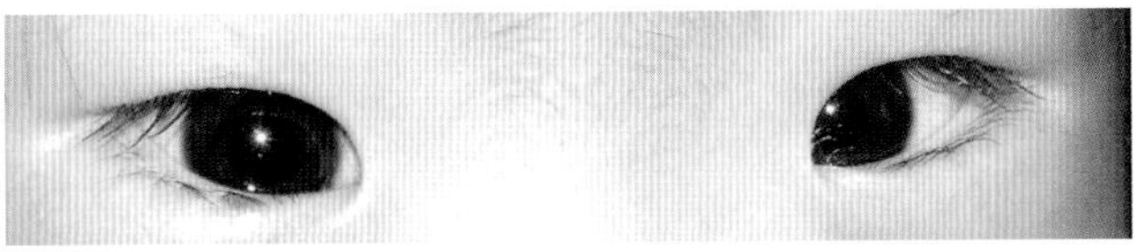

図 7. 内眼角贅皮
角膜反射は両眼とも中央にあり，内眼角贅皮による偽斜視であることがわかる．

トを用意しておくと良い．

6．上眼瞼

眼瞼下垂により，顎上げ頭位をとる．診察中に下垂が悪化する場合には，重症筋無力症を考慮する必要がある．必要に応じて，上方視を20～30秒続けさせる負荷試験を行う．疑わしい場合には，アイスパックテストの感度が高い．氷嚢を眼瞼に2～3分当て，前後で写真を撮影する．眼瞼下垂だけでなく，斜視も改善することがある．

7．内眼角贅皮(図7)

偽斜視の原因となる．眼位が正位であっても睫毛内反として介入が必要な場合がある．また偽斜視として経過観察中に真の内斜視を確認することもあるため，数か月後に再度診察を行う．

文　献

1) Taylor D, Hoyt CS：Pediatric ophthalmology and strabismus. 5th ed. Elsevier Saunders, UK, 2017.
2) Wright KW, Strube YN：Pediatric ophthalmology and strabismus. 3rd ed. Oxford University Press, USA, 2012.
3) 樋田哲夫(編)：眼科プラクティス 20．小児眼科診療．文光堂，2008.
4) 佐藤美保(編)：斜視診療のコツ．MB OCULI, **25**：2015.

MB OCULI. No. 99：34－36, 2021

特集／斜視のロジック 系統的診察法

II．斜視の系統的診察法

斜視診療に必要な眼位・眼球運動の診察

根岸貴志*

Key Words： 斜視(strabismus)，プリズム(prism)，眼球運動(ocular motility)

Abstract：眼位・眼球運動は視能訓練士に任せるだけでなく，実際に医師が確認してその障害部位を同定することが重要である．方法を列挙し，その理解の助けとなるよう原理についても解説する．ここでは斜視診療に必要な眼位・眼球運動の診察について，特に注意すべき点について述べる．

眼　位

定性的な眼位測定法と，定量的な眼位測定法がある(表 1)．

それぞれ，自然頭位での検査と，頭位をまっすぐにした状態での検査を，遠見・近見で行う．

1．遮閉試験

遮閉したときの遮閉していない眼の動きをみる．動く場合は斜視である．正位と斜位では動かない．動かない眼が固視眼である．遮閉した状態で複視を訴えるようであれば，単眼複視であり，斜視による複視ではない．

2．遮閉除去試験

①遮閉を除去したときの遮閉していた眼の動きと，②遮閉を除去したときの遮閉をしていなかった眼の動きをみる．遮閉試験に続けて行う．①が動き②が動かなければ斜位であり，①も②も動けば斜視である．

3．交代遮閉試験

融像を除去することができるので，最大斜視角に近付けるのに有効．

表 1．眼位測定法

定性的眼位測定法	定量的眼位測定法
遮閉試験 遮閉除去試験 交代遮閉試験	Hirschberg 試験 Brückner 試験 Krimsky 試験 シングルプリズム遮閉試験 同時プリズム遮閉試験 交代プリズム遮閉試験

4．Hirschberg 試験(図 1)

定量的試験に分類されるが，その定量性は乏しく，角膜縁で 45°，瞳孔縁で 15°，その中間で 30° とされるが，瞳孔径にも左右されることからもわかる通り，正確性はない．

5．Brückner 試験(図 2)

Skiascope や直像鏡を用いて Red reflex と角膜反射の位置をみる．Hirschberg 試験が角膜全体と角膜反射をみているのに対し，より角膜反射の位置を正確に判断できる．

6．Krimsky 試験(図 3)

角膜反射の位置をプリズムを通して確認する．斜視眼にプリズムを置く場合と，固視眼にプリズムを置く場合がある．恒常性斜視で複視がない場合の定量に有効である．Kappa 角が存在するとそ

* Takashi NEGISHI，〒113-8421　東京都文京区本郷 2-1-1　順天堂大学医学部眼科学講座，准教授

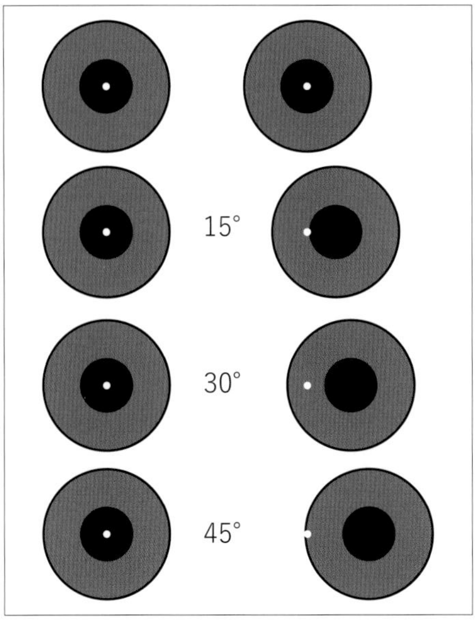

図 1. Hirschberg 試験
瞳孔縁，角膜縁，中間でおおよその角度を測定する．

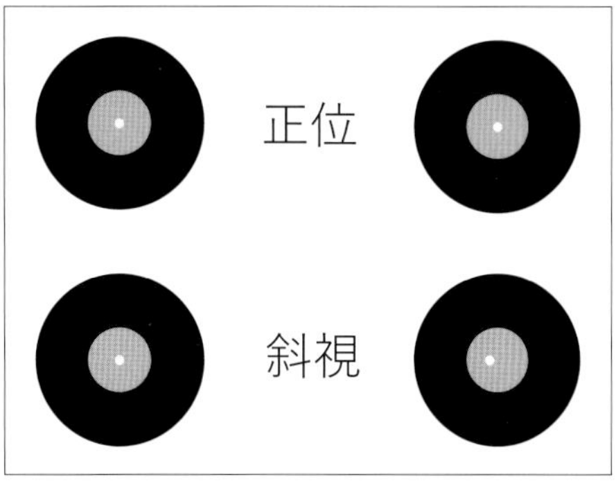

図 2. Brückner 試験
Red reflex と角膜反射の位置を両眼対称かどうか比較する．

表 2. 眼球運動制限

麻　痺	運動障害（拘縮）
脳神経障害 重症筋無力症 等	眼窩底骨折 甲状腺眼症 Brown 症候群 等

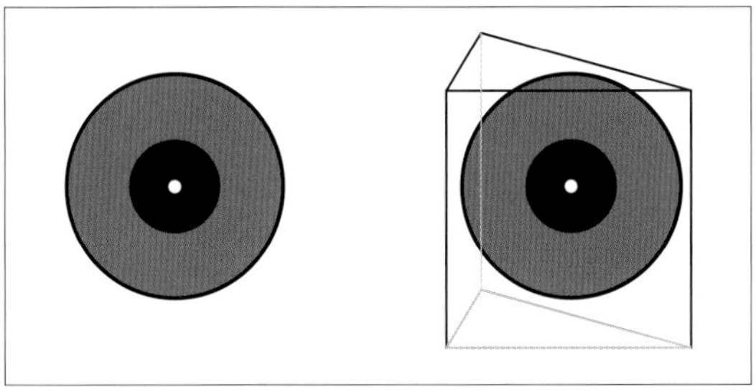

図 3. Krimsky 試験
角膜反射が左右対称となるまでプリズムを増やす．

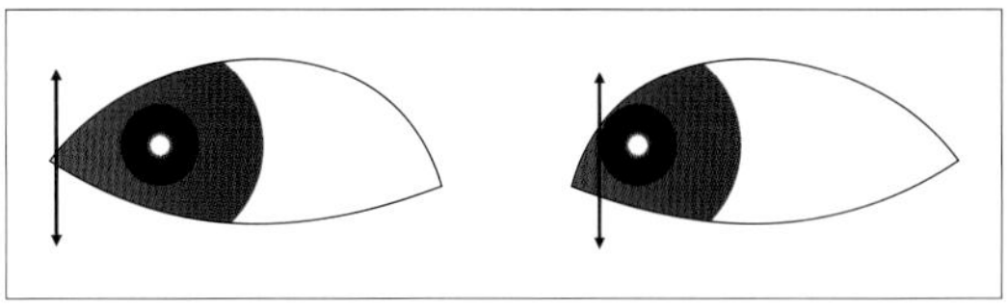

図 4. 外転・内転の正常値
外転は角膜外縁が外眼角に達する状態，内転は瞳孔内縁が上下涙点を結ぶ線に達する状態が正常値

の分誤差が出る．

7．シングルプリズム遮閉試験

遮閉・遮閉除去試験にプリズムを加えて定量する方法．プリズムを斜視眼に置き固視眼を遮閉・遮閉除去し，斜視眼の動きを観察する．顕性の眼位ずれを定量する方法で，主に内斜視の定量に用いる．

8．同時プリズム遮閉試験

固視眼を遮閉すると同時に斜視眼にプリズムを当て，斜視眼の動きを観察する．斜視眼の動きがなくなったプリズム度数を測定値とする．同じく顕性の眼位ずれを定量する方法であり，主に内斜視の定量に用いる．

9．交代プリズム遮閉試験

プリズムを用いた交代遮閉試験にプリズムを加えて定量する方法．融像を除去し，顕性と潜伏を合わせた全偏位量を定量する．術量の基本となるために重要．

眼球運動

眼球運動検査はまず，むき眼位（両眼）を検査し，ひき眼位（左右ごと片眼）を検査する．眼球運動障害を記録し，どの筋に障害があるかを推測する．眼球運動制限には麻痺と運動障害がある（表2）．その区別は眼球運動検査ではできず，牽引試験で区別することになる．

1．眼球運動の正常値（図 4）

①外転は角膜外縁が外眼角に達する．
②内転は瞳孔内縁が上下涙点を結ぶ線に達する．
③上下は内眼角・外眼角を結ぶ線より角膜縁が越える．

表 3. 眼球運動

直筋の上下作用は外転位で強くなる	斜筋の上下作用は外転位で弱くなる
直筋の上下作用は内転位で弱くなる	斜筋の上下作用は内転位で強くなる
直筋の回旋作用は外転位で弱くなる	斜筋の回旋作用は外転位で強くなる
直筋の回旋作用は内転位で強くなる	斜筋の回旋作用は内転位で弱くなる

以上が目安となるが，瞼裂幅にも左右されることから，必ずしも正確とはいえない．左右差をみることが重要である．

2．眼球運動を理解するために

どの眼球運動がどの筋で起きるのかを理解していないと，実際の所見と病態を結びつけることができない．特に回旋と上下斜視は混乱しやすいため，基礎となる考え方を紹介する．

①回旋の基本：視軸を中心に眼球の上方が内側に回旋するのが内旋，上方が外側に回旋するのが外旋である．このため，上方に付着する2筋(上直筋・上斜筋)は内旋筋で，下方に付着する2筋(下直筋・下斜筋)は外旋筋である．

②上直筋は筋円錐の総腱輪から23°外側に向かって伸びる．このため，上直筋が純粋に上転筋となるには，外転位にあることが必要である．

③直筋の上下作用が外転位で強くなることだけ覚えておけば，直筋・斜筋の上下作用・回旋作用は表3のような裏表になる．

④したがって，内転位での上斜視が強くなる場合は下斜筋過動・上斜筋麻痺が考えられ，外転位で上斜視が強くなる場合は上直筋麻痺が考えられる．

文　献

1) Taylor D, Hoyt CS：Pediatric ophthalmology and strabismus, 5th ed, Elsevier Saunders, UK, 2017.
2) Wright KW, Strube YN：Pediatric ophthalmology and strabismus, 3rd ed, Oxford University Press, USA, 2012.
3) 樋田哲夫(編)：眼科プラクティス 20．小児眼科診療．文光堂，2008.
4) 佐藤美保(編)：斜視診療のコツ．MB OCULI, **25**：2015.
5) von Noorden：アトラス斜視．メディカル葵出版，1990.
Summary 眼球運動の生理が解剖学的なイラストから記載されている．古典であるが，基礎的な内容もわかりやすい．
6) 丸尾俊夫，久保田伸枝：斜視・弱視診療アトラス 改訂第3版．金原出版，1998.

新刊

臨床実習で役立つ

形成外科診療・救急外来処置 ビギナーズマニュアル

―日医大形成外科ではこう学ぶ！―

編集　小川　令　日本医科大学形成外科主任教授

2021年4月発行　B5版　オールカラー　定価7,150円(本体価格6,500円＋税)　306頁

臨床の現場で活きる診察法から基本的な処置法・手術法を、日医大形成外科の研修法網羅した入門書。各疾患の押さえておくべきポイント・注意事項が箇条書き記述でサッと確認でき、外科系医師にも必ず役立つ一書です。

約120問の確認問題で医学生の国家試験対策にもオススメ!

目次

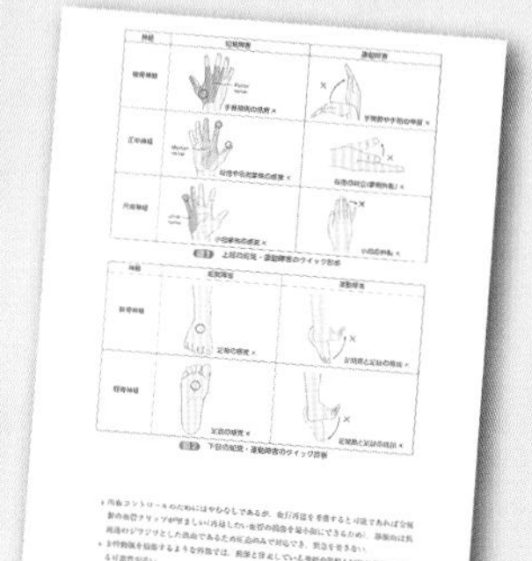

内容紹介動画もぜひご覧ください！

全日本病院出版会　〒113-0033 東京都文京区本郷3-16-4　Tel:03-5689-5989
www.zenniti.com　Fax:03-5689-8030

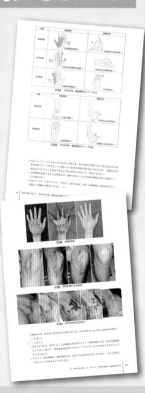

MB OCULI. No. 99 : 38－41, 2021

特集／斜視のロジック 系統的診察法

II．斜視の系統的診察法

斜視診療に必要な前眼部から眼底にかけての診察

根岸貴志*

Key Words： 斜視(strabismus)，前眼部(anterior segment)，眼底(ocular fundus)

Abstract：斜視は両眼視機能という高次視機能の障害による疾患であるが，両眼視機能が発揮されるためには両眼とも視力・眼球運動等が正常であることが最低条件となる．

まずは通常の眼疾患の患者同様，細隙灯顕微鏡を用いて前眼部から後眼部にかけて，解剖学的な順番に診察を行うようにする．視機能に影響を与える眼球の器質疾患について，斜視患者に必要な所見を中心に解説する．

はじめに

斜視の診察の前に，単眼複視が存在するのかどうかをあらかじめ確認しておく(表1)．単眼複視であれば，斜視治療による複視の改善は見込めない．治療可能な疾患(乱視・白内障等)であればそれぞれの治療を行うが，矯正困難な角膜不正乱視等では，遮閉による複視の改善が役立つこともある．遮閉眼が透見できる半透明遮閉レンズ(オクルア®)等も症例によっては有効である．

角結膜の診察

1．過去の斜視手術

過去の斜視手術歴が存在する場合には，今後の斜視手術に影響するために注意して診察する．カルテが残っている場合は手術記録を確認すれば良いが，数十年前の手術でカルテが残っていない場合も多い．結膜の状態をよく観察して，過去の手術がどのように行われているのかを類推する．前眼部OCTを撮影すると，筋の存在が確認できる場合がある．

斜視手術における結膜の切開は図1のような3種類が一般的である．角膜輪部切開には，コの字型の3辺中2辺を切開する「L字型」を行う場合もある．過去の手術が行われたかに関しては，非常によく観察しないとわからないこともあるので，眼位を変え，眼瞼を広げてよく診察を行い，写真を記録する(図2)．

稀な合併症ではあるが，過去の手術の際に前眼部虚血が起きた場合には，角膜内皮異常や虹彩の部分萎縮等がみられることがある．また，多重手術による瞼球癒着が起きている場合には，全身麻酔での手術が必要となり，場合によっては羊膜による結膜嚢形成術が必要となることがある．事前の評価が重要となることから，局所麻酔点眼下で牽引試験を行った結果を手術計画に盛り込む．

2．その他の眼科手術と斜視

翼状片の手術が行われている場合，眼球運動制限が術後の癒着・瘢痕化による器械的制限である可能性がある．

緑内障手術でチューブシャントが設置されている場合，眼球運動制限をきたす．

網膜剝離に対する強膜内陥術が行われている場合，手術する外眼筋に干渉していないかどうかを

* Takashi NEGISHI，〒113-8421 東京都文京区本郷2-1-1 順天堂大学医学部眼科学講座，准教授

表 1. 単眼複視を起こす疾患

乱視	
睫毛内反・鼻涙管閉塞による涙液異常	
角膜疾患	角膜乱視 円錐角膜
水晶体疾患	白内障 水晶体亜脱臼 人口水晶体(レンズ偏位・エッジ反射) YAG レーザー後
虹彩	虹彩切除後
眼底	黄斑変性 黄斑上膜

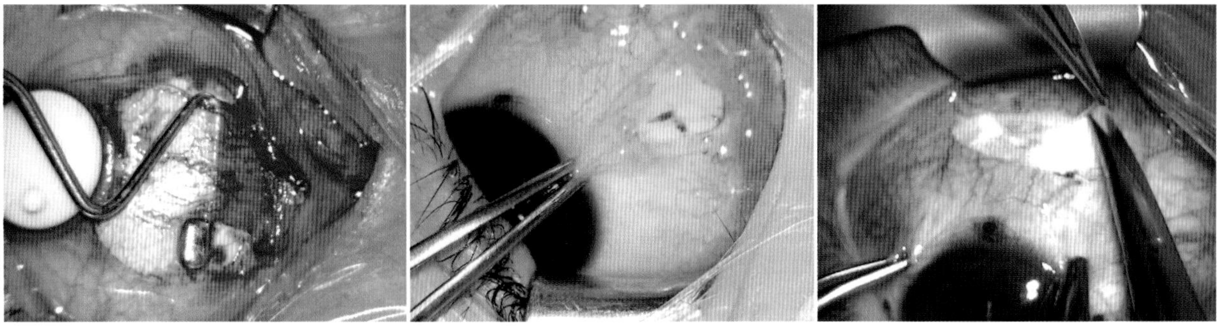

a|b|c

図 1. 斜視手術における主な結膜切開法
角膜輪部切開(a), 円蓋部切開(b), Swan 切開(c)がある. 円蓋部切開は局所麻酔には不適で, Swan 切開は水平筋手術に行うと瘢痕が露見しやすい.

結膜越しに確認する.

LASIK 術後の場合, 術後に強い疼痛を訴える患者が多い. 術後に軟膏を処方する等, 工夫する必要がある.

瞳孔の観察

動眼神経麻痺では直接対光反射が減弱することがある. 直接対光反射・間接対光反射・RAPD について記録する.

眼底の診察

①視神経乳頭陥凹拡大がある場合, 緑内障についても評価を行って斜視手術の計画をする. これは, 将来的に濾過手術が必要となった場合, 斜視手術の際の結膜・テノン嚢の切開・癒着・瘢痕化が濾過手術の成績に影響するからである. 場合によっては全身麻酔で行い, 丁寧な操作で小切開斜視手術を行うことも必要となる. 緑内障の評価は視野検査の MD スロープを確認して今後の濾過手術の必要性について緑内障専門医とも相談しておくと良い.

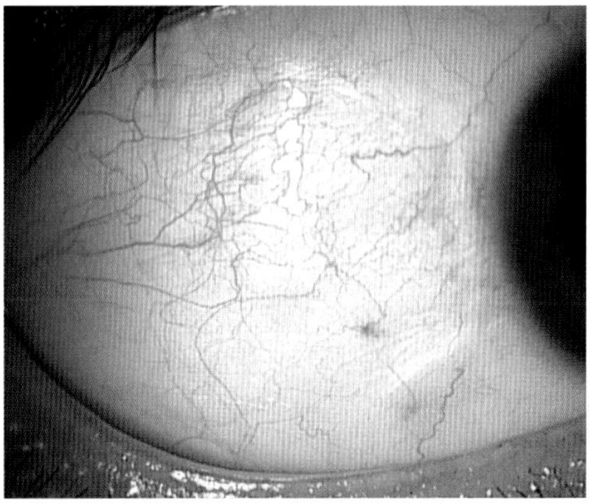

図 2. 角膜輪部切開術後の瘢痕
コの字状切開が外側結膜にみられる.

②網膜芽細胞腫は, 白色瞳孔だけではなく, 斜視を訴えて来院されることも多い. 特に視力が確認できない低年齢児では, 必ず眼底検査を行って, 眼底に問題がないかどうかをきちんと診察しておく.

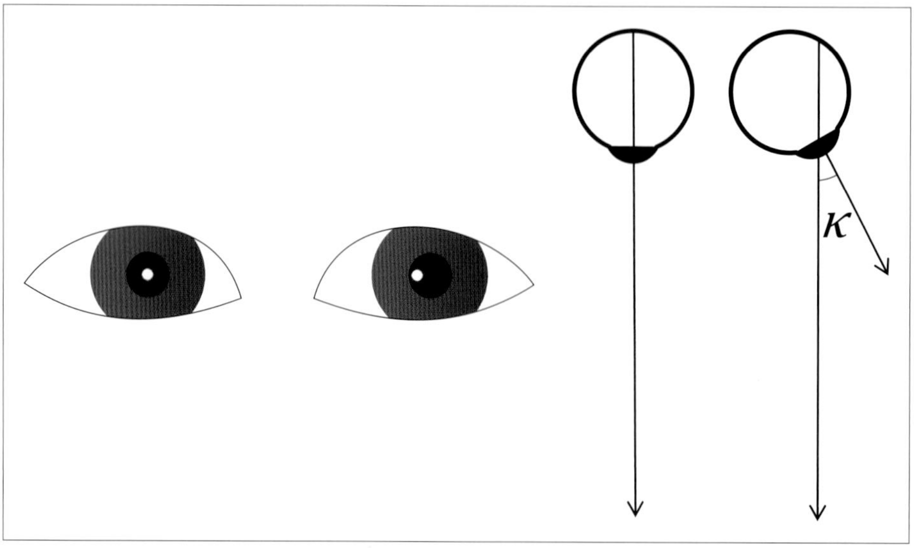

図 3. 陽性κ角による偽外斜視
黄斑が牽引されて耳側にある場合，牽引された黄斑の位置で固視をすることから，陽性κ角が大きくなる．κ角は，角膜に垂直な瞳孔中心線と視線との角度である．この場合，右眼を遮閉しても，左眼は内転しない．

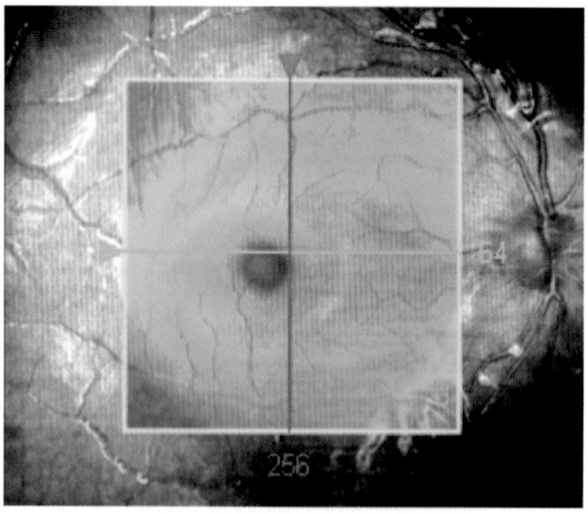

図 4.
偏心固視を伴う不同視弱視．6歳，右眼．十字の中心を固視させた状態でOCTを撮影しており，中心窩より鼻側で偏心固視をしていることがわかる．

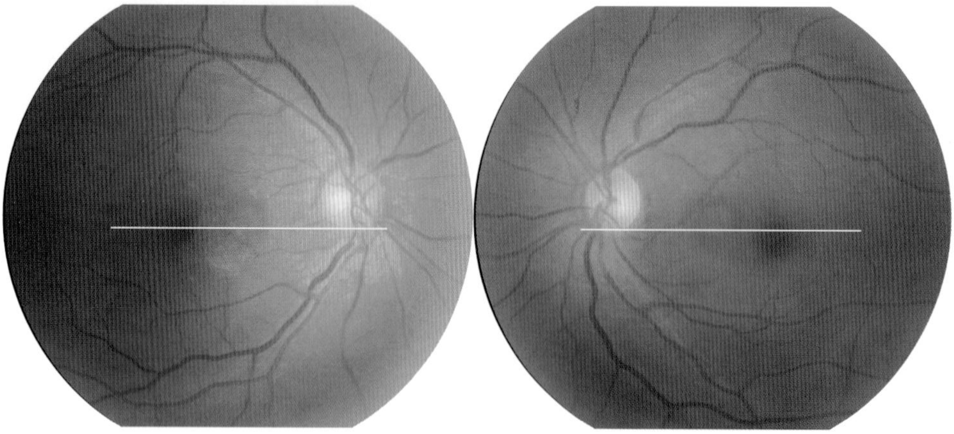

図 5. 滑車神経麻痺に伴う左眼外方回旋
視神経乳頭の下端よりも中心窩が下方にあり，外方回旋を示している．

③未熟児網膜症・コーツ病等，黄斑を牽引する疾患がある場合，κ角異常をきたして偽外斜視となることがある(図3)．牽引乳頭等の器質的異常がないかどうか散瞳して確認する．
④偏心固視が存在する場合，微小角斜視弱視を呈することがある．治療に反応しにくい不同視弱視を伴う．固視状態の確認には，OCTが有用である(図4)．
⑤上斜筋麻痺では，外方回旋斜視を呈する．この場合，眼底写真を撮影することで，眼球の回旋状態を確認することができる．頭位をまっすぐにして写真撮影を行う(図5)．
⑥バックル術後の斜視の場合，バックルの位置を結膜側，眼底側両方から確認して，手術を考える(図6)．

おわりに

ここに述べたのは一般的な眼科診療で常に行っているスクリーニング的な診察であるが，特に斜視と関連する所見について列挙した．緑内障患者の斜視手術等は，その長期的影響について緑内障専門医とも相談しながら手術計画を行う必要がある．

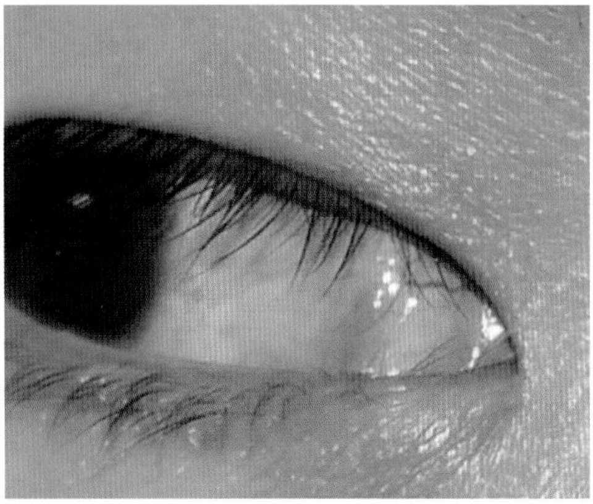

図6． 右内直筋下のバックル
右眼網膜剝離に伴い，11時から4時方向まで強膜内陥術が行われており，右上斜視を呈したため，このあと手術を行った．

文　献

1) Taylor D, Hoyt CS：Pediatric ophthalmology and strabismus. 5th ed, Elsevier Saunders, UK, 2017.
2) Wright KW, Strube YN：Pediatric ophthalmology and strabismus. 3rd ed, Oxford University Press, USA, 2012.
3) 樋田哲夫(編)：眼科プラクティス20．小児眼科診療．文光堂，2008.
4) 佐藤美保(編)：斜視診療のコツ．MB OCULI, **25**：2015.
5) von Noorden：アトラス斜視．メディカル葵出版，1990.
6) Coats DK, Olitsky SE：Strabismus surgery and its complications. Springer, Berlin, 2007.
Summary　斜視手術について細かく解説された成書．斜視手術の計画・麻酔・器具等についての記載もあり，合併症対策や難症例の手術法についても解説されている．

Monthly Book **OCULISTA**
創刊 5 周年記念書籍

好評書籍

すぐに役立つ
眼科日常診療のポイント
—私はこうしている—

■編集　大橋裕一(愛媛大学学長)／村上　晶(順天堂大学眼科教授)／高橋　浩(日本医科大学眼科教授)

日常診療ですぐに使える！
診療の際にぜひそばに置いておきたい一書です！

眼科疾患の治療に留まらず、基本の検査機器の使い方から
よくある疾患、手こずる疾患などを豊富な図写真とともに
詳述！患者さんへのインフォームドコンセントの具体例を
多数掲載！
若手の先生はもちろん、熟練の先生も眼科医としての知識
をアップデートできる一書！ぜひお手に取りください！

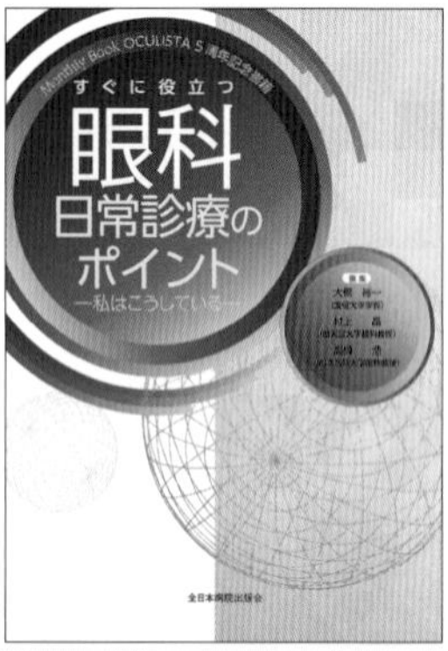

2018 年 10 月発売　オールカラー　B5 判
300 頁　定価10,450 円(本体 9,500 円＋税)
※Monthly Book OCULISTA の定期購読には含まれておりません

Contents

全日本病院出版会
〒113-0033 東京都文京区本郷 3-16-4　Tel:03-5689-5989
www.zenniti.com　Fax:03-5689-8030

MB OCULI. No. 99：43－48, 2021

特集／斜視のロジック 系統的診察法

III. 各 論

水平斜視のときに考えるべき疾患と検査

浜　由起子*

Key Words： 斜視(strabismus), 外斜視(exotropia), 内斜視(esotropia)

Abstract：水平斜視の診察では，年齢別に原因となる疾患の可能性が異なり，先天発症・乳幼児期発症・後天発症で，それぞれ念頭に置くべき疾患が存在する．ここでは水平斜視，つまり内斜視および外斜視について，発症年齢ごとに可能性の高いもの，行うべき検査について述べる．

外斜視の検査

1．先天恒常性外斜視

6か月未満で発症している恒常性外斜視で，非常に稀である．この場合，何らかの器質疾患が合併していることが多く，網膜芽細胞腫・コーツ病・脈絡膜コロボーマ・第1次硝子体過形成遺残，家族性滲出性硝子体網膜症等の眼底疾患がまず考えられる．不同視を伴うこともあり，散瞳・屈折検査が必要となる．低年齢児では，斜視の評価をKrimsky 試験やBrückner 試験を用いて定量することになる．

2．間欠性外斜視

間欠性外斜視は，斜位(検査で偏位が検出できるが両眼視に戻せる)の状態と，斜視(恒常性の偏位)の状態が時間的に混在することをいう．なお，検査しても偏位がない状態を正位という．間欠性外斜視では両眼視機能は正常であるが，斜視の時間は両眼視機能が損なわれている．また，斜視の時間が長くなると，両眼視に戻すことができなくなる場合がある．後述する代償不全型に移行することがある．

* Yukiko HAMA，〒103-0022　東京都中央区日本橋室町2-4-3　日本橋室町野村ビル7F　日本橋はま眼科クリニック，院長

- **基礎型外斜視**：近見斜視角と遠見斜視角がほぼ一致する．
- **輻湊不全型外斜視**：近見斜視角のほうが遠見斜視角より大きい．特に近見での両眼視に強い輻湊を用いなければならず，近業での眼精疲労が強くなる．輻湊不全型では融像域が狭くなっている場合があり，大型弱視鏡検査で融像域が狭ければ，輻湊訓練を行うことも有効である．
- **開散過多型**：遠見斜視角のほうが近見斜視角より大きい．このなかには輻湊力で近見斜視角を小さくしているだけの場合がある．片眼遮閉や近見斜視角測定に＋3.0D 加入すると，近見斜視角が遠見斜視角に等しくなる．これを見かけ上の開散過多型といい，真の開散過多型と区別する．

間欠性外斜視に対しては，一般的な両眼視機能検査を行う．

3．代償不全型外斜視

間欠性外斜視が恒常性に移行した場合に代償不全となる．両眼視機能は障害されていることが多く，近見立体視もできなくなっていることがある．抑制が働いていることが多く，ほとんどは複視を自覚しないことが多い．多くは30〜40歳以降で発症するが，高齢まで大角度を融像できている場合もある．

4．斜位近視

外斜位を両眼固視させるために，調節性輻湊を用いてしまうため，両眼でものを見るときに，遠見がぼやけるという訴えが出る．小児よりも10代後半～30歳までの年齢で起きる．40歳後半以降では調節力が落ちると，斜位近視にならない．片眼ずつの視力や屈折は良好であるが，両眼でみるとぼやけるという訴えでは，斜位近視を疑う．斜位近視を疑った場合には，両眼視時と斜視時それぞれで両眼同時に屈折を測定したり，両眼固視を維持しながら両眼視力を測定してみる．輻湊のために無理な調節を行っているため，調節麻痺を行うことは眼精疲労の解決にならない．

5．後天性外斜視

主に成人発症で，複視の自覚がある斜視に関しては，精査が必要である．考えられる原因疾患を列挙する．

1）動眼神経麻痺

動眼神経麻痺により内直筋および上下直筋・下斜筋が麻痺し，外転神経優位になることから，外斜視となる．視力が保たれている場合には複視を訴える．動眼神経麻痺の原因としては糖尿病等の神経障害が多いが，内頸動脈-後交通動脈分岐部(IC-PC)の動脈瘤が原因となることがあり，特に急性発症では当日必ずMRI/MRAを撮影して，脳神経外科に診察を依頼する．

2）重症筋無力症

神経筋接合部におけるアセチルコリンレセプターへの自己抗体が原因の疾患．単筋の障害だけではなく複数筋にわたって影響が出ることが多く，説明のできない麻痺・運動障害ではこの疾患をまず考える．ただし間欠性外斜視の臨床症状ともよく似ており，朝は状態が良く，夕方の易疲労時に悪化する，瞬間的に改善することがある，眼瞼下垂を伴うことがある等，区別がつきにくい．検査としては，抗アセチルコリンレセプター抗体，その陰性例では抗筋特異的チロシンキナーゼ抗体(抗MuSK抗体)を測定する．眼瞼を氷で冷やす「アイスパックテスト」は，デスクサイドで簡便に施行でき，感度が高い．テンシロンテスト・テンシロンHess検査，反復刺激試験，単線維筋電図，胸部CT等を行っても良いが，神経内科・小児科とも連携を取りながら検査を進める．

3）甲状腺眼症

甲状腺眼症に伴う外斜視は非常に珍しいが，疑わしい症例に関しては採血を行い甲状腺ホルモン値等を確認する．

4）術後外斜視

内斜視手術の長期経過後に発症する外斜視．過去の手術歴はわからなくなっていることがほとんどで，結膜の瘢痕を手掛かりに過去に行われた手術を類推する．内直筋が強膜に正常に付着していないことがあり，その場合わずかな内転障害を伴う．付着異常があれば，外直筋の後転術は有効ではなく，内直筋のもどし前転を行う必要がある．外眼筋の付着は前眼部OCTを用いたり，MRIで収縮の様子を確認する．

内斜視の検査

1．乳幼児期の内斜視

乳幼児期の内斜視に関しては，以下の分類があり，治療も異なる．

- **乳児内斜視**：6か月未満で発症した先天性内斜視．
- **調節性内斜視**：遠視による調節によって引き起こされた後天性内斜視．完全矯正眼鏡で内斜視が消失する．
- **部分調節性内斜視**：完全矯正眼鏡で内斜視が軽減するものの残余した状態．
- **非屈折性調節性内斜視**：AC/A比が高く，近見斜視角が完全矯正眼鏡で残余するが，近用加入度数+3.0Dで近見斜視角が消失する状態．

乳幼児期の内斜視に対しては，屈折検査をまず行う．硫酸アトロピン点眼液1.0%を5日間点眼し，屈折を測定する．測定には手持ちオートレフラクトメーターやspot vision screenerを用いるか，検影法(skiascopy)で度数を決定する．Spot vision screenerは測定可能度数が球面±7.5Dま

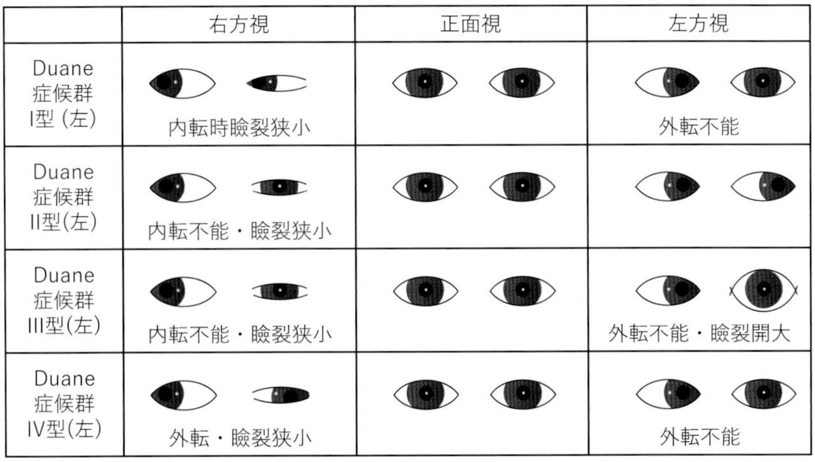

右方視
正面視
左方視
Duane
症候群
I型（左）
内転時瞼裂狭小
外転不能
Duane
症候群
II型(左)
内転不能・瞼裂狭小
Duane
症候群
III型(左)
内転不能・瞼裂狭小
外転不能・瞼裂開大
Duane
症候群
IV型(左)
外転・瞼裂狭小
外転不能

図 1． Duane 症候群
正面視でも内斜視・外斜視を呈する場合がある．内転時に上下偏位を起こすこともしばしばみられる．
（文献 7 より引用改変）

でであることに留意する．

眼鏡は硫酸アトロピン調節麻痺下屈折検査の値そのままで処方する．特に遠視が強い場合にはプリズム効果が高まることから，眼鏡レンズの中心間距離が瞳孔間距離よりも短くならないように処方する．

眼鏡は終日装用してもらい，装用開始 1 か月後の眼位を測定する．眼位の改善がみられない場合には乳児内斜視として早期治療の適応となる．改善がみられるものの残余する場合には，近見斜視角が大きければ AC/A 比を測定し，正常値 4.0±2.0 を大幅に超える場合には二重焦点眼鏡を処方する．未就学児ではフランクリンタイプの二重焦点眼鏡のほうが，どのレンズでものを見ているのかがわかりやすいが，就学以降は累進多焦点レンズを用いても良い．ただし，累進帯を狭く作成し，アイポイントを高めに作製するよう指示をする．

部分調節性内斜視に対しては，眼鏡装用下で正位となる状態を目標に治療を行う．膜プリズムを用いて治療を行う場合と，手術を行う場合がある．早期に介入を行うと立体視が改善することが知られている．手術の場合には一定割合の患者が数十年かけて過矯正となり外斜視化することが知られており，術後外斜視と呼ばれる．治療には内直筋の戻し前転が有効である．

2．その他の乳幼児の内斜視

1）周期性内斜視

48 時間または 72 時間周期で，正位と斜視が入れ替わる状態．正位のときの両眼視機能は良好であることが多いが，斜視のときの両眼視機能は不良である．周期性は崩れていくことが多く，斜視の時間が長くなっていくようであれば手術を検討する．

2）Duane 症候群に伴う斜視

Duane 症候群は動眼神経と外転神経が脳幹部レベルで異常神経支配を起こした状態と考えられており，従来 3 型に分けられていたが，4 型も提唱されている(図 1)．

- 1 型：外転障害
- 2 型：内転障害
- 3 型：内転・外転障害
- 4 型：外転時に他眼外転

内転時の瞼裂狭小はすべてに共通する．片眼性が多いが両眼性もある．左に多い．第 1 眼位で外斜視の場合もあり，内斜視の場合もあるが，正位のこともある．内転時に upshoot もしくは downshoot がみられることがある．治療は第 1 眼位での斜視に対する代償頭位により顔回しがみられるようであれば行う．

3．成人での内斜視

成人での内斜視はまず後天性かどうかを確認す

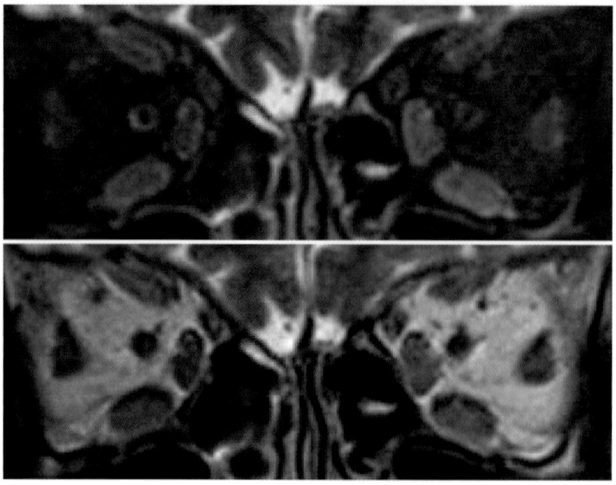

a
―
b

図 2. 甲状腺眼症
同一平面の冠状断 MRI 画像(a：STIR，b：T2 強調画像)．全外眼筋の肥大と炎症(特に両下直筋および両内直筋)がみられる．

表 1. 甲状腺機能異常における血液検査項目

TSH	甲状腺刺激ホルモン
Free T3	甲状腺から分泌されたトリヨードサイロニンがタンパク質と結合せず生理活性を持った状態．ヨード基 3 個．FT4 より高い生理活性
Free T4	甲状腺から分泌されたサイロキシンがタンパク質と結合せず生理活性を持った状態．ヨード基 4 個
Tg	サイログロブリン．甲状腺ホルモンの前駆物質となる糖タンパク質
Tg 抗体	サイログロブリンに対する抗体
TPO 抗体	甲状腺ホルモン合成酵素の一つである甲状腺ペルオキシダーゼに対する抗体
TRAb	TSH レセプター抗体．阻害率で示される
TRAb III	TSH レセプター抗体の第三世代測定法．定量法
TSAb	TSH レセプター抗体のうち，刺激型のもの

る．抑制があれば乳幼児期発症であり，後天性の場合には複視を訴える．内斜視は代償が難しく，代償不全性はほとんどみられない．発症原因となる疾患が存在するようであれば，原疾患の治療を優先することになる．除外診断的要素が強いことから，下記に挙げるような疾患を念頭に検査を行い，両眼視機能検査や Hess 赤緑試験等の眼科的評価だけではなく，採血・MRI 等も必要となる．

4．乳幼児期発症の内斜視を成人で治療開始する成人内斜視

前述の乳幼児の内斜視に準じた治療を行うが，調節麻痺は不要であることが多い．両眼視機能が残存している場合もあり，近見立体視ができなくても大型弱視鏡で眼位を矯正して測定すると同時視・融像が可能であることがある．この場合は術後の両眼視機能の改善が見込まれる．ただし抑制が強く日常立体視は術後も不良になることも多い．

5．後天発症の内斜視

1）外転神経麻痺

外転神経麻痺により内直筋優位となったことで内斜視を呈する．外転神経麻痺の原因としては，虚血性，脳圧亢進等によるもの，脳幹部や海綿静脈洞の障害等が考えられることから，脳幹部 MRI を撮影して動脈瘤，腫瘍，脱髄等がないかどうかを確認する．Hess 赤緑試験を行うと，眼球運動障害の程度を定量化することができる．

2）甲状腺眼症

甲状腺機能異常に伴う外眼筋の腫大は，下直筋および内直筋で起こりやすく，外転障害を伴った内斜視を呈することがある．眼窩 MRI を冠状断

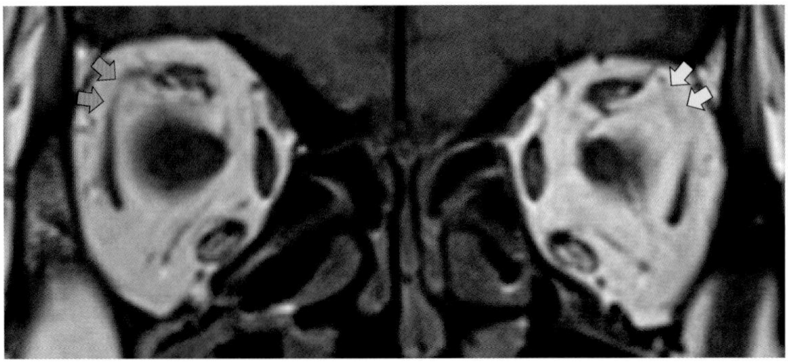

図 3. Sagging Eye Syndrome
70歳，男性．冠状断MRIで，右は比較的正常なのに対し，左はpullyの破綻が明らかである．

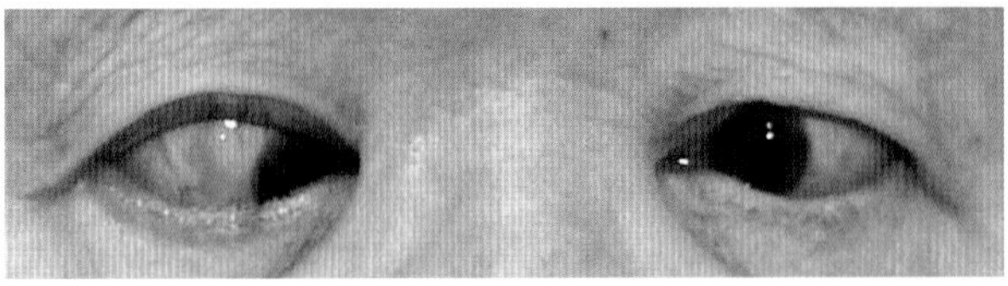

図 4. 固定内斜視(両側)
両眼の固定内斜視だが，特に右の脱臼が強く，内下転で眼球運動も固定している．

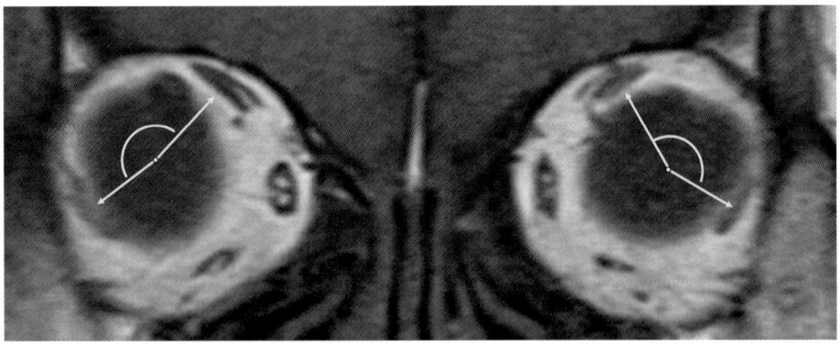

図 5. 固定内斜視(両側)
図4の患者の冠状断MRI．外直筋と上直筋を結ぶ線の角度が開大している．

STIR法で撮影すると，炎症の程度がわかりやすい(図2)．甲状腺ホルモン値等の採血を行う(表1)．

3）重症筋無力症

前述した小児の重症筋無力症に準じる．採血(抗アセチルコリンレセプター抗体，抗筋特異的チロシンキナーゼ抗体(抗MuSK抗体))，アイスパックテスト，テンシロンテスト・テンシロンHess検査，反復刺激試験，単線維筋電図，胸部CTを行い診断する．ピリドスチグミン(メスチノン®)試験内服による診断的治療も有効である．

4）Sagging Eye Syndrome

最近提唱された斜視の病態である．上直筋と外直筋をつなぐ結合織であるpullyが年齢とともに破綻し，上下斜視および内斜視が起きる．主に高齢者に発症する．緩徐に進行し，遠見での内斜視を呈する．診断には脂肪抑制なしの冠状断眼窩MRIが有用である(図3)．

5）固定内斜視

眼球が内下転で固定する進行性の内斜視で，長眼軸を伴う(図4)．病態としては，眼球の後方が筋円錐から脱臼し，外直筋と上直筋の間に後極部が偏位している．このため，眼球の中心と外直筋・上直筋を結んだ線の角度が通常は90°前後なのに対し，180°またはそれ以上に開大する．診断は冠状断眼窩MRIが有用で(図5)，治療としては全身麻酔下での上外直筋結合術(横山法)が有用である．

6）急性後天性共同性内斜視

近業負荷により発症すると考えられている内斜視で，スマートフォンの過剰使用との関連が疑われている．内斜視は開散麻痺様で，遠見斜視角が大きく，Hess 赤緑試験で麻痺はない．内斜位から恒常性内斜視へ移行していくことがある．除外診断となることから，上記に挙げた疾患の除外のため，採血・MRI 等を行う．生活習慣の見直しで改善することがあり，近業負荷をできるだけ避けるように指導する．残存・永続化するようであれば，手術が有効である．

おわりに

小児と成人を分けて，外斜視・内斜視それぞれに必要な検査を述べた．斜視は複合的な要素の結果として表出する病態であり，必ずしも原因となる疾患がはっきり判明するわけではない．上記に挙げた以外にも，外眼筋麻痺・ジストロフィー・遺伝性疾患・外傷等も原因として存在するが，ここでは治療方針が大きく変わる診断に導かれる検査を優先して挙げた．原因について常に考慮し，順序立てた検査を行って診療することが必用である．

文　献

1）Taylor D, Hoyt CS：Pediatric ophthalmology and strabismus. 4th ed, Elsevier Saunders, UK, 2013.

2）Wright KW, Strube YN：Pediatric ophthalmology and strabismus. 3rd ed, Oxford University Press, USA, 2012.

3）樋田哲夫（編）：眼科プラクティス 20．小児眼科診療．文光堂，2008.

4）佐藤美保（編）：斜視診療のコツ．MB OCULI, **25**：2015.

5）von Noorden：アトラス斜視．メディカル葵出版，1990.

6）Coats DK, Olitsky SE：Strabismus surgery and its complications. Springer, Berlin, 2007.

7）根岸貴志：斜視のトピックス．MB OCULI，**93**：73-77，2020.

MB OCULI. No. 99：49－55, 2021

特集／斜視のロジック 系統的診察法

III. 各 論

上下斜視のときに考えるべき疾患と検査

大野明子*

Key Words： 上下斜視(vertical strabismus)，回旋斜視(cycrotropia)，上斜筋麻痺(superior oblique muscle palsy)，大型弱視鏡(synoptophore)，spread of commitance

Abstract：上下斜視は，共同性上下斜視以外にもさまざまな疾患で生じる．先天的なもので多いのは上斜筋麻痺，交代性上斜位，先天性 Brown 症候群，Duane 症候群等である．若い人では，外傷をきっかけとした眼窩壁や滑車部の骨折による上下斜視をみかける．加齢とともに斜視のなかに占める上下斜視は増え，腫瘍や脳血管障害が原因の滑車神経麻痺や動眼神経麻痺，甲状腺眼症による筋腫大で起こるもの等がある．甲状腺眼症で罹患しやすいのは内直筋と下直筋で，下直筋が最初に腫大すると上転制限を伴う上下斜視で発症する．より高齢者では，眼窩軟部組織の加齢変化も眼位に影響するようになり，sagging eye や強度近視に伴う進行性斜視での上下斜視を生じる．

病歴，眼位や眼球運動等から疾患を類推し，年齢も考慮して検査を進めていく．上下斜視の場合は第一眼位以外での斜視角の評価や回旋斜視の評価も欠かせない．

はじめに

上下斜視は水平斜視以上に診察，診断，治療が難しい．上下の眼球運動には上下直筋と上下斜筋のあわせて4つの外眼筋が関与し，いずれの筋も上下方向への動きだけではなく回旋作用もあわせ持つため上下斜視の診察には回旋斜視のことも考慮する必要がある．眼位の判断も第一眼位(正面を見ているとき)のみではなく，第二眼位(上下左右を見ているとき)と第三眼位(斜め方向を見ているとき)での眼位ずれを評価する．直筋は名称通り，斜筋は名称とは逆方向の上下作用がある．上下斜筋同士は内転作用があり，上下直筋同士は外転作用がある．内方回旋の作用は「上」がつく上斜筋と上直筋に，外方回旋の作用は「下」がつく下斜筋と下直筋にある．

こうした上下斜視の特性から苦手意識を持ちやすいと思うが，最も頻度の高い先天性上斜筋麻痺の特徴を覚えると他の上下斜視の診察にも応用がきく．たとえば，上斜筋麻痺にみられる下斜筋過動の様子や外方回旋している眼底写真は印象に残りやすく，また頭位傾斜と顎ひきのみられる片眼の先天性上斜筋麻痺の方の様子も覚えやすい(図1)．上斜筋には，先に述べたように下転作用，内転作用，内方回旋作用があり，下転作用は眼球が内転しているとき(内方位)に最も強く働く．内方回旋作用は，眼球が外転しているとき(外方位)に最も強く働く．下転作用は外観からわかりやすいので，内方回旋はその逆の位置で強く生じると覚える．

過剰な検査は慎むべきではあるが，上下斜視では典型的な先天性疾患を除いて原則として頭部画像検査を行う．脳幹腫瘍や脳血管瘤等，命にかかわる疾患を見落とさないために行うが，瞳孔不同

* Akiko OHNO，〒183-8524 府中市武蔵台2-8-29
東京都立多摩総合医療センター眼科，部長

を伴う動眼神経麻痺を疑うものは特に緊急性が高く受診当日の画像検査が必須である．画像検査は脳内疾患以外に外眼筋の評価にも役立つ．冠状断を含めた頭部MRI画像があれば両眼の上斜筋の左右の筋腹を比較したり，外眼筋の腫大から甲状腺眼症(図2)や眼窩筋炎の診断をしたり，眼球の形状と外眼筋の位置，特に外直筋と上直筋の間のpullyの断裂や外直筋の下方移動を確認して近視性進行性斜視やsagging eye syndromeと診断することができる．眼窩底骨折による上転制限や副鼻腔炎症による後天性Brown症候群等の画像診断にはCTが適している．

上下斜視の乳幼児の診察―自覚所見を答えてもらうことが難しい年齢の患者に対して行う検査―

1．眼位変動や全身状態の変化

眼位に変動があるときや体調不良を伴うときは，頭蓋内病変の可能性があり，また重症筋無力症等の検査が必要なので眼科検査を長引かせずに小児科に相談する．乳幼児では鎮静下に画像検査を行うので，そのためにも小児科との連携が重要である．

2．頭位の観察

首を傾げるhead tiltの有無，顎の上げ下げ(chin up/down)の様子がないかどうか観察する．小さな子で診察室でモジモジしたりして観察が難しければ自宅でテレビ画面に熱中しているときの様子等を保護者から聞く．写真を見せてもらうのも良い．

＜Bielschowsky頭位傾斜試験＞

頭位異常がありそうだと判断したら，後ろからそっと手で頭位を逆にして眼位を観察する．片眼が上転したら検査陽性と判断し，上斜筋麻痺の診断がつく．上斜筋麻痺は両眼性のことがあるので，片眼性と決めつけないよう注意する(図1-c)．

3．回旋の評価

自覚的検査ができない年齢では眼底検査や眼底写真から回旋斜視の有無を評価する．黄斑から水平線を引くと視神経乳頭の下方半分に達するのが正常であり，乳頭の下方に達すれば外方回旋，乳頭中央よりも上方に達すれば内方回旋と判断する．写真撮影時の固視の影響を受けるので，左右の判定には使用しない(図1-d)．

4．眼球運動評価

光るおもちゃ等の視標で眼球運動を観察する．小さいうちは明らかな制限がないかどうか，遮閉をとると上転する交代性上斜位やDuane症候群でみられるupshootやdownshootと呼ばれる異常運動や眼球後退がないか確認するのが精一杯かと思われる．

牽引試験は，眼球運動障害の原因が神経原性か，外眼筋の拘縮や伸展制限によるものかを確認するために行う．攝子で眼球をつかみ，眼球を動かして判断するが，乳幼児の場合は全身麻酔下の手術を行うときに同時に施行する．上斜筋麻痺の場合，眼球を軽く押し込んで上転させてから内転位に回すように動かすと上斜筋腱のたるみがわかる．逆にBrown症候群では強い抵抗を感じる．

上下斜視の小児～成人の診察

自覚的検査が可能な年齢になったら，上記の検査に加えてこれから解説する検査を行う．

1．頭位の観察

乳幼児と同様であるが，大人の場合は免許証等の古い写真をみせてもらえると以前から頭位異常があるかどうかの参考になる．経過の長い頭位異常であると本人は見慣れているためか気にしていないことがあり，家族に聞いたり，整髪や証明写真撮影の際等に頭の位置を直されることが多いかどうか聞いたりしてみる．上下斜視では原因によらず頭位傾斜がよくみられるので，いつからかを知ると斜視の発症時期が推測できる．

上斜筋麻痺では，患眼とは逆方向への頭位傾斜と顎ひきがみられるが，顎下げが大きいときには両眼性の上斜筋麻痺を考える．

2．顔貌の観察

頭位異常が長期化すると顔面，特に顎の左右非対称が生じる．

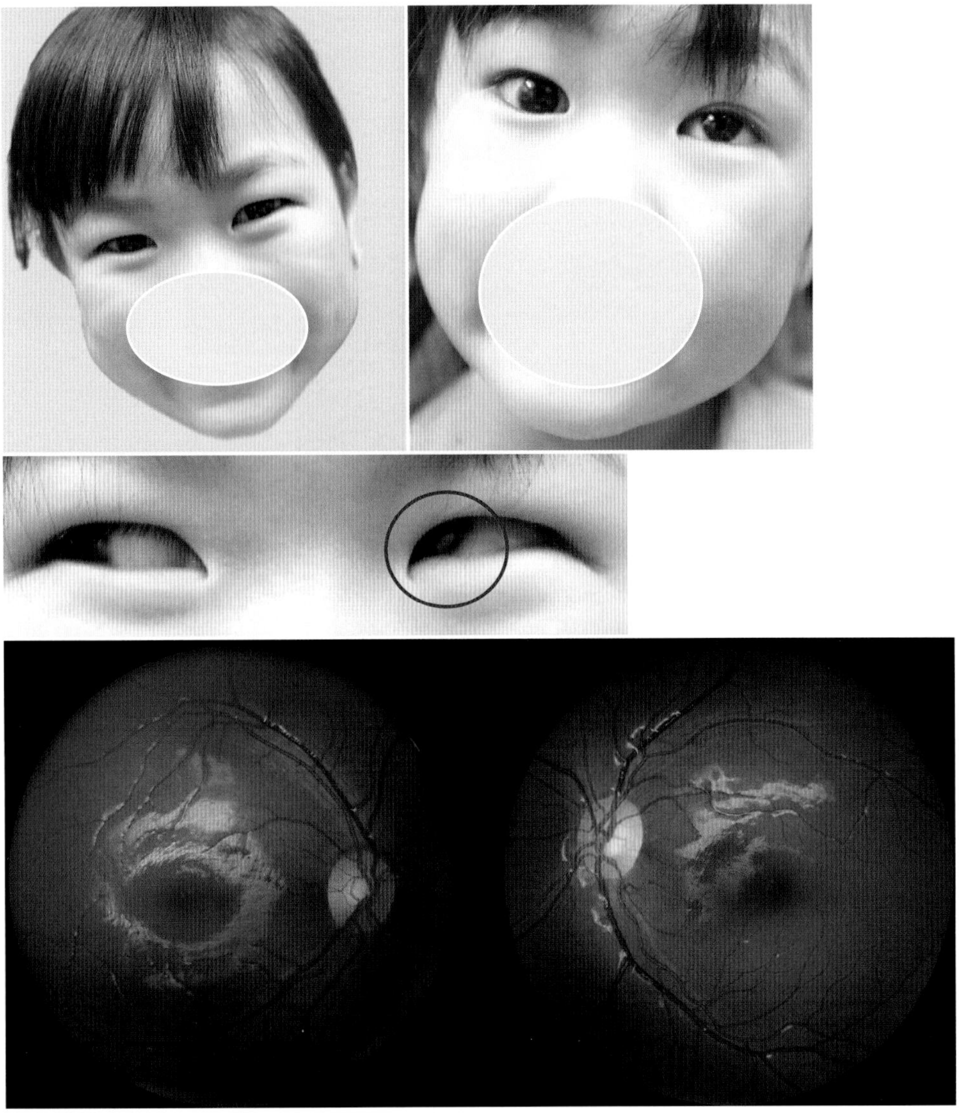

図 1.

a｜b / c / d

a：先天性上斜筋麻痺の自然頭位(head tilt to right & chin down). 右方向への頭位傾斜と顎ひきがみられる.

b：a の症例の頭を後ろからそっと左方向へ傾けると左眼が上転する. Bielschowsky 頭部傾斜試験陽性と判断できる. 右眼固視の状態で判定するのがコツである.

c：先天性左眼上斜筋麻痺にみられた左眼下斜筋過動. 右方視すると内転位の左眼が上転する. 左眼の下斜筋過動がみられる. 頭位傾斜と合わせて, 左眼上斜筋麻痺により生じていると判断した. 下斜筋過動は臨床でよくみかけるもので, 下斜筋が内上転に働くことがよくわかる.

d：先天性上斜筋麻痺の眼底写真. 中心窩を通る水平線を引き, 視神経乳頭のどこに到着するかで判断する. 右は視神経乳頭のほぼ中央, 左は視神経乳頭下縁のやや下方を通過する. 左の外方回旋と判断できる.

上下斜視はいっけん眼瞼下垂にみえることがあるので固視眼を変えてもらって慎重に観察する. また, 眼瞼腫脹は甲状腺眼症を疑う重要な所見で, 起床時に最も悪いのが特徴である.

3．ヘスチャート

片眼の眼球運動には異常がないときに使用でき

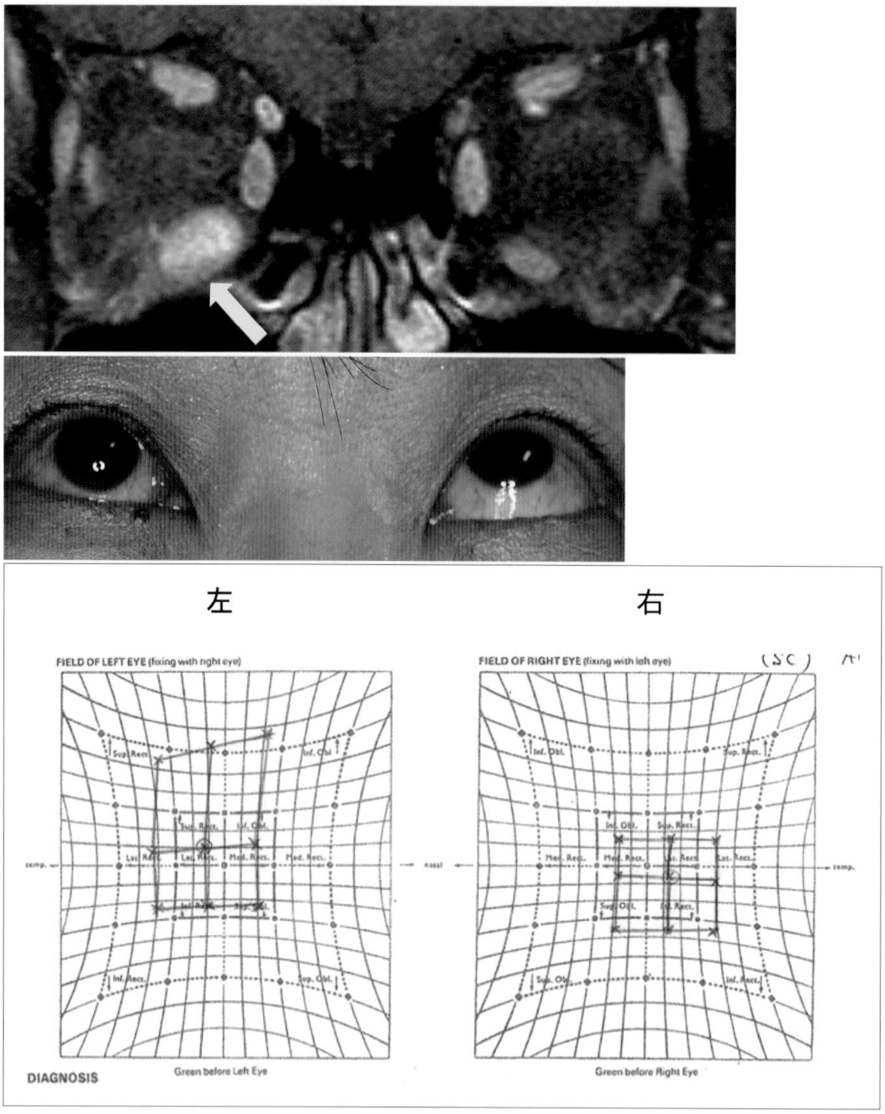

図 2.

a：冠状断 MRI 画像．右眼の下直筋が腫大している．甲状腺ホルモン値は正常で，甲状腺関連自己抗体である TSH 受容体抗体が陽性であった．

b：a の症例のむき眼球運動．右眼の上転制限がみられる．左右差のある上転制限の可能性もあり，ひき運動も確認する．

c：a の症例のヘスチャート．むき運動と同様に右眼の上転制限がみられる．ヘスチャートも左右差をみている可能性があり，今後左眼の下直筋の腫大が進行するとヘスチャートでは改善してみえるので注意を要する．

a / b / c

る検査方法で，後天発症の麻痺眼の同定や定量に向いている．眼窩底骨折による上下斜視の評価等に適していて，経過観察や骨折治療後の評価にも有用である．甲状腺眼症のように両眼性の疾患にこの検査を行うときは，ひき運動での眼球運動の観察結果も加味して判断する(図 2-c)．

4．回旋眼位の測定

乳幼児の診察で述べた眼底写真で判定するほかに，大型弱視鏡の回旋用スライド，Maddox 二重杆，ニューサイクロテスト，Cyclophorometer 等を用いて回旋角度を計測できる．上斜筋麻痺の場合，外方回旋がみられ，先天性ではやや小さく，後天性で 4〜5° 以上，10° 以上あると両眼性を考える．

	+4° R/L 1° EX 3°	+4° R/L 1° EX 3°	＋+4° R/L 2° EX 3°	
左	R+5° R/L 2° EX 3° /L 2°	+5° R/L 3° EX 3°	+5° R/L 4° EX 3°	右
	+8° R/L 2° EX 12°	+7° R/L 3° EX 10°	+7° R/L 5° EX 8°	

図 3. 大型弱視鏡の 9 方向眼位検査結果
上下斜視角は右下方向(点線青丸)で，外方回旋は左下方向(実線赤丸)で最大となっており，左上斜筋麻痺が疑われる．水平斜視は全体的に下方視で内斜視が強く V 型を呈しているが，これは上斜筋麻痺によくみられる．

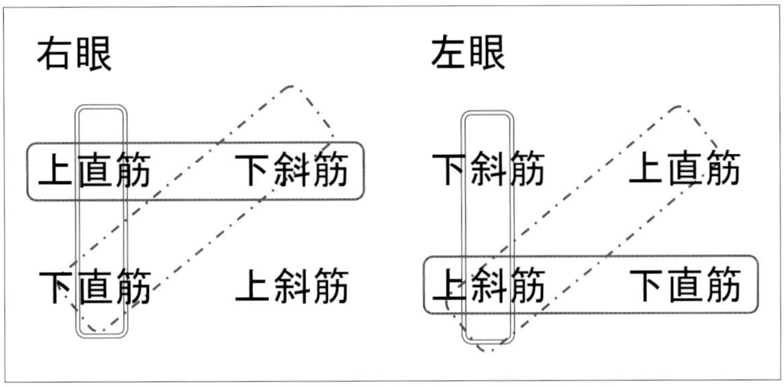

図 4. Parks 3 段階法の判定方法
3 つの質問(6. Parks 3 段階法参照)から考えられる麻痺筋に印をつけていく．3 つの印の集まった場所から麻痺眼と麻痺筋を同定する．
図には左上斜筋麻痺の場合を示した．赤線が質問 1 に左と回答，青二重線が質問 2 に右と回答，青破線が質問 3 に左と回答し判断された麻痺筋である．

5．大型弱視鏡

情報量が多く，上下斜視の診察にとても有用な検査方法である．9 方向すべての眼位について水平，上下，回旋の斜視角を知ることができる．

水平，上下，回旋のそれぞれについて斜視角の最も大きい場所にマークをつけて解釈していくと良い(図 3)．

6．Parks 3 段階法

3 つの質問をし，複視悪化の自覚もしくは眼位ずれが大きくなることが観察される左右を確認し，上下斜視の麻痺眼を同定する方法である．乳幼児の診察で述べた Bielschowsky 頭部傾斜試験は 3 つ目の質問にあたる．

- 質問 1：左右のどちらが上斜視か．
- 質問 2：上斜位は右方視，左方視のどちらで悪化するか．
- 質問 3：上斜位は頭位を左右どちらに傾けると悪化するか．

この 3 つの質問への回答，もしくは眼位の結果を外眼筋の作用方向を記した紙にマークしていき，原因筋を同定する(図 4)．

甲状腺眼症，外傷，炎症による筋拘縮，1 筋以上の眼筋麻痺，skew deviation，重症筋無力症，交代性上斜位等には使えない検査方法であることを認識して解釈する必要がある．

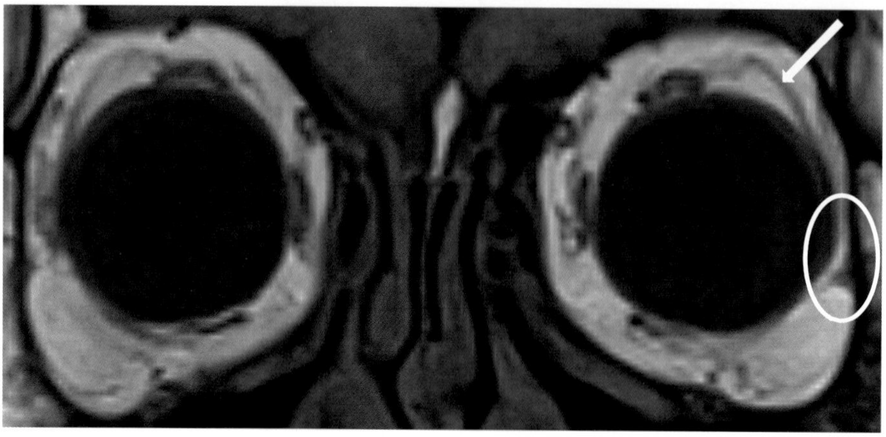

図 5. 強度近視の高齢者の冠状断 MRI
丸く囲んだ左眼外直筋が下方に移動している．外直筋と上直筋をつなぐように存在する pully(白矢印)が筋間にしっかりと張らず上方にたわんだようにみられる．

上下斜視の高齢者の診察

上下斜視の比率は加齢とともに増える．斜視がない場合でも加齢とともに上方視しにくくなることもわかっている．

既往歴の聴取がより重要となる．斜視手術をはじめさまざまな眼科手術は上下斜視の原因となりうるので，網膜剝離に対する強膜バックル手術，緑内障手術，上眼瞼や下眼瞼手術等の既往や手術の際の麻酔方法を知る必要がある．詳細不明の斜視手術の既往があると診断はより難しくなる．結膜の縫合跡を探すと少しは類推できることもある．

加齢とともに増える疾患として近視性進行性斜視や sagging eye が代表的で，画像診断が有用である．Sagging eye では眼瞼の加齢による形状変化を伴うことが多い．Sagging eye と似た機序で生じる近視性進行性斜視は強度近視の場合が多いが，高齢者では眼内レンズ挿入眼になっていて屈折が変化していることもあり，眼軸長計測が有用である．眼球と眼窩のサイズのバランスが重要なので，眼軸長のみから近視性斜視とは判断できないが，30 mm を超える長眼軸では極めて疑わしい．強度近視に伴う斜視は，40 歳代から小さな上下斜視と内斜視がでることが多い(図 5)．

＜Spread of comitance について＞

先天性上斜筋麻痺の成人に最もみられる現象で，眼球運動の制限が長期となると，それを補うかのように眼球運動が共同性となる範囲が増えることを spread of comitance(共同性拡大)という．確定した日本語の用語はないようである．眼球運動や頭位異常が典型的なパターンを示さなくなるため診察で戸惑うことになる．

長期の眼球運動制限は同じひき運動をする筋(すなわち，ともひき筋)の拘縮を生じ，2 次的な眼球運動制限が起こってくる．上斜筋麻痺によって患眼が下転しにくい状態が継続すると患眼の上直筋が拘縮する．上直筋の拘縮によって下転制限がますます増悪し，一見僚眼の下内転が大きくみえて上斜筋過動のようになる．患眼で固視する人は少なくなく，その場合は，僚眼の下斜視となる．僚眼の下斜視が継続すると下直筋が拘縮して内上転制限を起こし，見かけ上は僚眼の Brown 症候群となる．このように疾患の長期化から生じる筋拘縮があると，Parks 3 段階法では正しい診断がつかなくなる．以下に症例を示す．

症　例：40 歳前後，男性．

既往歴：物心ついた頃から首を左に傾けていて斜視があったという．今まで斜視の治療歴はない．

現在の頭位と眼位：左方向への頭位傾斜，顎上げがみられる．右上斜視で，右眼固視では 18 プリズム，左眼固視では 30 プリズム．右眼の下斜筋過動と内下転制限，左眼の上斜筋過動がみられ，右方向への Bielschowsky 試験陽性である．

診　断：経過からは先天性右上斜筋麻痺が疑われるが，顎上げと左眼の上斜筋過動は典型的ではない．ヘスチャート(図 6)では左眼のほうが小さ

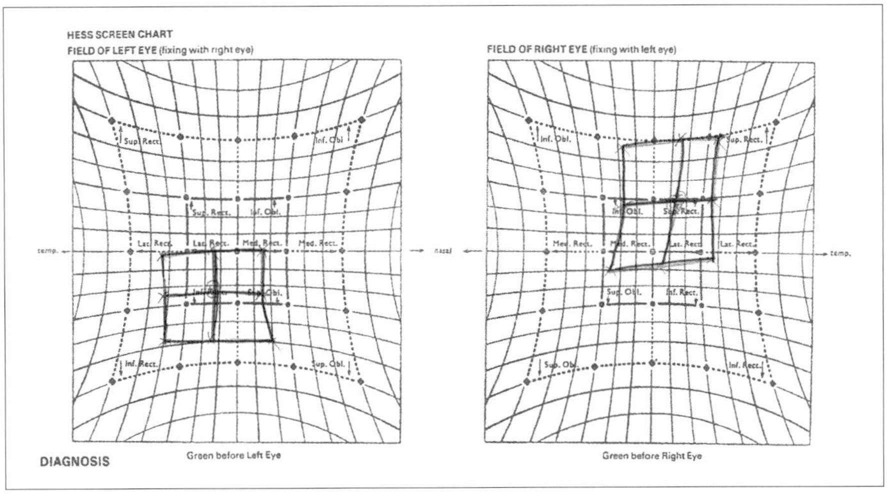

図 6. ヘスチャート

かった．右眼固視が多く，spread of commitance が進行した結果であろうと判断した．

手術とその結果：右眼の下斜筋前方移動と上直筋後転を施行した．術中，右眼の上斜筋の発達不良が確認された．術後上下斜視と頭位異常は消失し，自覚的にも楽に見られるようになった．

文　献

1) 佐藤美保(編)：斜視治療のストラテジー．三輪書店，2017.
Summary　症例別に斜視治療が解説されていて，ベテランでも診断に悩むケースがあることがわかり励まされる．Spread of commitance についても日本語で詳しい解説が読める貴重な教科書．

2) 三村　治：神経眼科学を学ぶ人のために　第2版．医学書院，2017.
Summary　上下斜視は脳神経麻痺や甲状腺眼症等が原因のことが少なくなく，診察にあたっては神経眼科の知識が必要である．本書では神経眼科の知識に加えて斜視手術の具体的戦略も学べるので斜視治療にかかわる人の必読書．

3) 大鹿哲郎(監)：眼手術学　3　眼筋・涙器，文光堂，2014.
Summary　イラストや写真が豊富で斜視についての基礎から手術に関しての具体的情報までまとまっている．牽引試験の具体的な施行方法等も詳しく載っていて読めばすぐに実行できる．

4) Dagi LR, Velez FG, Archre SM, et al：Adult Strabismus Preferred Practice Pattern®. Ophthalmol, **127**：182-298, 2020.

MB OCULI. No. 99：56－59, 2021

特集／斜視のロジック 系統的診察法

III. 各 論

眼球運動障害のときに考えるべき疾患と検査

後関利明*

Key Words： 眼球運動障害(eye movement disorder), 複視(diplopia), 斜視(strabismus), 神経眼科(neuro-ophthalmology), 頭蓋内疾患(intracranial disease)

Abstract： 眼球運動障害は原因によってさまざまな臨床的特徴を呈する．その原因は採血や画像検査のような特殊な検査を試行せずとも，推測することが可能である．入室時の異常頭位，問診(発症年齢，発症のスピードと複視の有無，頭痛と眼痛の有無，臨床経過，日内変動)，診察(顔貌，眼瞼，眼位・眼球運動，瞳孔反応，眼底，眼圧)に注意を払い診察を行うことで，原因を予想することが可能である．さらに，緊急性が高い頭蓋内疾患を疑った際は，躊躇せずに頭部画像検査をオーダーすることが重要である．

はじめに

本稿では，皆様が眼球運動障害の患者に出会ったときに，考えるプロセスについて解説をしていく．眼球運動障害があると，原因として頭蓋内疾患を思い浮かべ，緊急に画像検査を行うことが習慣づいている読者もいるかとは思う．しかしながら，眼球運動障害の原因が緊急疾患である可能性はそこまで多くはない．一方で，頭蓋内疾患を見落とすことはあってはならない．必要な検査を必要なタイミングで行い，過剰な診療とならないように，検査オーダーのストラテジーを理解していただければと思う．各疾患の解説は別書に委ねるとし，本稿では筆者が臨床で行っている診断へのプロセスと注意すべき点について解説していく．

診察室への呼び入れ

眼科診察は暗室で行うことが多いが，斜視・神経眼科関連の患者を診察室に呼び入れる際は，明室にするように心掛ける．入室時に異常頭位(abnormal head posture：AHP)があるかを確認する．対面では目立たないAHPが入室時に観察できることがある(表1)．また，こどもは暗室に対し，恐怖感があり，暗室に白衣を着た医師がいるだけで診察を拒否し，非協力的になることがあるため，小児診察の際も明室で診察を開始するように心掛ける．

問　診

1．発症年齢

発症が生後6か月未満の幼児は，先天性疾患である可能性が高い．先天眼瞼下垂を伴う症例では，上転障害の観察が十分にできず，発症年齢が曖昧となることがあるため，眼瞼の異常にも注意を払う．また，歩行を始める1歳以降にAHPが出現し，眼球運動障害に気が付くこともある．生後6か月以降で，眼球運動障害が発症した際は，後天性疾患を疑い，頭蓋内疾患の可能性も考える．ただし，先天上斜筋麻痺をはじめとする先天性眼運動神経麻痺では，融像力が大きい若年者では代償が可能だった先天性疾患が，40歳以降に代償不全となり発症する症例もあるため，発症年齢

* Toshiaki GOSEKI，〒413-0012 熱海市東海岸13-1
国際医療福祉大学熱海病院眼科，准教授

表 1. 異常頭位(AHP)をきたす疾患

◆顔回し頭位(face turn)
側方注視麻痺, MLF 症候群, 外転神経麻痺, Duane 症候群, 眼振
◆首曲げ頭位(head tilt)
上斜筋麻痺, Brown 症候群, Ocular tilt reaction
◆顎上げ頭位(chin elevation)
甲状腺眼症, 眼窩底骨折(下壁), Double elevator palsy, 慢性進行性外眼筋麻痺, 外眼筋線維症, 眼振
◆顎下げ頭位(chin down)
眼振

表 2. 頭痛・眼痛を伴う疾患の痛み部位

	頭痛		眼痛	
	頭全体	局所	眼球	眼窩
脳動脈瘤	◎	○		
肥厚性硬膜炎	◎	△		△
再発性有痛性眼筋麻痺性ニューロパチー		◎(左右差あり)		
Tolosa-Hunt 症候群		△		◎
特発性眼窩炎症			◎	◎
甲状腺眼症			○	△
IgG4 関連眼疾患			△	

＜痛みの頻度＞◎：多い, ○：時々, △：稀

だけで先天性, 後天性を区別できないことは念頭に置いておく.

2. 発症のスピードと複視の有無

眼球運動障害がいつ発症したかを確認する. 発症の時間や発症時の行為を記憶しているものを急性, 数か月や数年の単位でゆっくり進行するものを慢性, その中間を亜急性と定義する. 急性であれば, 緊急を要する頭蓋内疾患の可能性があり, 慢性であれば緊急性は少ない. 発症のスピードを判断するもう1つの指標として, 複視の有無がある. 急性の場合は複視の自覚は強く, 慢性の場合は複視を自覚しない, もしくは自覚が軽度な場合が多い. また, 先天性の場合は, 複視は自覚しないか, 複視が軽減する方向への AHP を伴う.

3. 頭痛と眼痛の有無(表 2)

まず初めに痛みの部位を確認する. 頭痛なのか, 眼痛なのか. 頭痛なら, 頭全体なのか, 局所なのかを確認する. 左右差はあるのかも確認する. 持続的なのか, 間欠的なのか, 拍動性なのか等, 痛みの性状についても確認する. 眼痛なら, 全眼球, 前眼部, 後眼部, 眼窩部かを確認, さらに眼球運動に伴い痛みが増強するかも確認する. しばしば, 眼窩部痛を頭痛と訴える患者がいる. 痛み部位の問診は慎重に行う必要がある.

頭痛を伴う際は, 頭蓋内疾患である可能性を疑う. 切迫破裂の動脈瘤では, 拍動性の頭痛を伴う. 肥厚性硬膜炎の頭痛は, 頭全体であることが多く, 眼球運動障害のほか視力低下をきたすこともある. 肥厚性硬膜炎は単純 MRI では診断がつかず, 造影MRIが必須であることは忘れてはならない. 再発性有痛性眼筋麻痺性ニューロパチー, 以前は, 外眼筋麻痺性片頭痛といわれていた疾患は, 頭痛の左右差がはっきりしている.

Tolosa-Hunt 症候群は眼窩深部痛を伴う動眼, 滑車, 外転各神経の1つ以上の麻痺で出現する. 単純 MRI では原因がはっきりしないこともあり, 局所の肥厚性硬膜炎であるという考えもある.

筋腫大をきたす疾患で眼痛を伴うことがある. 特発性眼窩炎症は筋肥大した部位の眼痛が強く, その痛みは眼球運動で増強する. 甲状腺眼症もしばしば眼痛・眼窩部痛をきたす. 一方, IgG4 関連眼疾患では, 眼痛, 眼窩部痛はほとんど認めない.

4. 臨床経過

眼運動神経麻痺の原因が血管性の場合は, 発症から2週間程度は悪化し, 外傷性の場合は不変である. また, 圧迫性の場合は圧迫の原因が増大すると症状が進行するが, 圧迫病変がゆっくりと増大する場合は, 眼球運動障害は不変のこともある. 発症3か月以内に血管性の場合, 80～90%の症例が回復するが, 外傷性は50%程度にとどまる.

眼外傷後に, 嘔気・嘔吐を伴う場合は絞扼性眼窩底骨折を疑う. 絞扼性眼窩底骨折の場合は眼窩壁に嵌頓している外眼筋の壊死をきたすため, 緊急手術が必要となる.

Miller Fisher 症候群は発症1か月以内に上気道炎や下痢等の前駆症状があることが多い. 眼球運動障害は発症してから1週間程度で完成され, 同時に眼球運動障害から数日以内に運動失調が出現することが多い.

Duane 症候群, 外眼筋線維症等の先天疾患でも長期的には, 筋の拘縮が進み眼球運動障害の程度

が悪化する．慢性進行性外眼筋麻痺は，垂直眼球運動から障害が始まり，非常にゆっくり年単位で進行する．数十年かけ眼球運動障害が進行し，最終的には正中固定となる．

5．日内変動

重症筋無力症は夕方悪化することは非常に有名だが，実際は日中何度も変動している．特に，眼球運動観察中等，診察中に悪化することがある．上方注視負荷試験にて，上転障害や眼瞼下垂が出現することがある．日常生活では，目を酷使するときに悪化を認め，閉瞼していると回復する．日中徐々に進行し夕方から夜にかけひどくなる．

一方，甲状腺眼症は朝，症状が強い．起床時に一番症状が強く，日中にかけ徐々に複視が軽減する．

診　察

患者の呼び入れ後，診察も明室のまま開始し，顔貌や眼瞼の状態を確認する．暗室だと十分に観察できない可能性がある．

1．顔　貌

外転神経核は解剖学的に顔面神経膝に近いことから，外転神経麻痺に同側の顔面神経麻痺を伴うことがある．Moebius 症候群は狭義には外転神経麻痺と同側の顔面神経麻痺の合併をきたす．広義にはさまざまな注視麻痺と顔面神経麻痺の合併も含む．顔面神経麻痺を確認するために，眉の上げ下げ，開閉瞼や笑顔を確認する．

2．眼　瞼

動眼神経麻痺は患側の上・下転障害，内転障害に眼瞼下垂を伴う．核性の動眼神経麻痺だと患側の動眼神経麻痺に加え，対側の上転障害と両眼の眼瞼下垂を呈する．

Duane 症候群は，内転時に瞼列狭小と眼球陥凹を呈する．

甲状腺眼症の眼瞼症状は多彩で，眼瞼腫脹，上眼瞼後退，眼瞼の遅れ(lid-lag)を呈する．

慢性進行性外眼筋麻痺は，年単位で眼瞼下垂が緩徐に進行する．

先天性の眼球運動障害に眼瞼下垂を伴う場合は，外眼筋線維症の鑑別が必要である．外眼筋線維症は，両眼性眼瞼下垂，眼球下転位の固定で，Bell 現象は消失する．

眼瞼痙攣に下方注視の障害を伴う場合は，進行性核上性麻痺を鑑別に挙げる．

しばしば，複視消失のため，随意的に片眼を閉じ単眼視を作り出していることもある．

3．眼位・眼球運動

外斜視の場合は内転障害をきたす疾患を，内斜視の場合は外転障害をきたす疾患を，上下斜視の場合は垂直方向の眼球運動障害をきたす疾患を鑑別する．片眼性の場合は一般的には，非麻痺眼で固視するが，麻痺眼に眼優位性が強い症例は麻痺眼で固視することもある．

眼球運動障害の障害方向によって，鑑別疾患を挙げることができる(表 3)．単方向の眼球運動障害か，複合方向の眼球運動障害か，さらに片眼性か両眼性かが重要となる．神経解剖学的に合わない眼球運動障害を認めたときには，まず初めに甲状腺眼症，重症筋無力症を疑う．長期間，不完全型動眼神経麻痺や MLF 症候群として観察されていた症例に抗体陰性(seronegative)の重症筋無力症の可能性があるので注意が必要である．

輻湊痙攣はむき運動では外転障害があるが，ひき運動では外転障害を認めない．

眼球運動障害の原因が麻痺かどうかを判断するには，引っ張り試験(forced duction test)が有用であるが，実際に鑷子で引っ張るのが難しい際は，注視方向の衝動性眼球運動(saccade)の左右差をみる．麻痺側では saccade がゆっくりとなる．

4．瞳孔反応

動眼神経麻痺に瞳孔散大が合併しているときには，圧迫性病変である可能性がある．特に内頸動脈-後交通動脈部の動脈瘤による圧迫は緊急疾患なので早急な対応が必要となる．これは動眼神経の瞳孔運動線維が動眼神経の上内側を走行していることに起因する．

Miller Fisher 症候群は外眼筋麻痺に伴い，内眼

表 3. 運動障害方向と原因疾患

1. 単方向の眼球運動障害をきたす疾患
A. 外転障害をきたす疾患
外転神経麻痺，輻湊痙攣，眼窩底骨折(内壁)，Duane 症候群 1 型，Moebius 症候群，甲状腺眼症，重症筋無力症，特発性眼窩炎症
B. 内転障害をきたす疾患
不完全型動眼神経麻痺，内側従束(MLF)症候群，Duane 症候群 2 型，重症筋無力症，特発性眼窩炎症
C. 上転障害をきたす疾患
不完全型動眼神経麻痺，眼窩底骨折(下壁)，Brown 症候群，甲状腺眼症，重症筋無力症，特発性眼窩炎症
D. 下転障害をきたす疾患
不完全型動眼神経麻痺，上斜筋麻痺，重症筋無力症，外眼筋線維症
2. 複数方向の眼球運動障害をきたす疾患
動眼神経麻痺，眼窩先端症候群，Miller Fisher 症候群，Duane 症候群 3 型，甲状腺眼症，重症筋無力症，特発性眼窩炎症，外眼筋線維症，慢性進行性外眼筋麻痺，固定内斜視
3. 両眼性の眼球運動障害をきたす疾患
側方注視麻痺，垂直注視麻痺，One and a-half 症候群，進行性核上性麻痺，輻湊痙攣，Miller Fisher 症候群，甲状腺眼症，重症筋無力症，外眼筋線維症，慢性進行性外眼筋麻痺，固定内斜視

筋(瞳孔)も麻痺し，瞳孔散大する．病態的には，Adie 瞳孔と同様で，対光反射は消失するが近見反応は認められる(light-near dissociation)，低濃度のピロカルピンによる縮瞳を認める．

上方注視麻痺に light-near dissociation，輻湊・後退眼振，斜偏位，上眼瞼後退症等を伴うものを Parinaud 症候群または中脳背側症候群という．

輻湊痙攣は内斜視に縮瞳を伴うことが多い．

5. 眼　底

脳圧亢進症状に伴う外転神経麻痺の場合，うっ血乳頭を伴っていることもあり，その際は緊急的に画像診断が必要となる．頭蓋内占拠性病変を認めないときは，MR venography(MRV)を行い静脈洞血栓症や狭窄の鑑別が必要である．MRV に異常がないときは，特発性頭蓋内圧亢進症の診断となる．

6. 眼　圧

甲状腺眼症では腫大筋が進展するときに，眼圧が上昇する傾向がある．例えば上転障害がある症例に，正中で眼圧を測定すると眼圧が上昇する．また，他の筋拘縮を伴う疾患でもこの傾向は認められ，筋原性眼球運動障害を鑑別するのに有用である．

まとめ

以上，筆者が実際に初診時に実践している診療のプロセスを紹介させていただいた．眼球運動障害をきたした患者の診察にあたる際は，上記の手順で診療を行い，必要な採血・生理検査・画像検査をオーダーしてほしい．特に，緊急性が高い，頭蓋内疾患を見逃さず，疑いがある際は躊躇せず画像検査のオーダーができるようにしてほしい．なお，緊急でオーダーした画像検査が予想に反し異常がなくても，次回からのオーダーでも躊躇することはないようにしてほしい．本稿が読者の皆様方の，眼球運動障害患者の診察の一助となることを願っている．

ここからスタート！

眼形成手術の基本手技

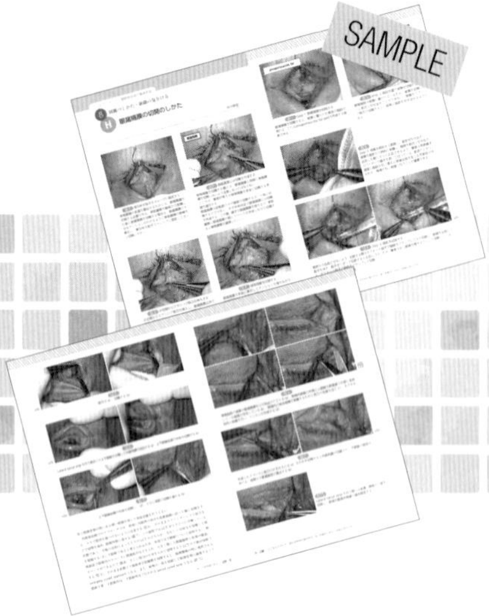
SAMPLE

編集 **鹿嶋友敬** 新前橋かしま眼科形成外科クリニック
群馬大学眼科
帝京大学眼科
今川幸宏 大阪回生病院眼科
田邉美香 九州大学大学院医学研究院眼科学分野

B5 判 オールカラー 184 頁
定価（本体価格 7,500 円＋税）
2018 年 1 月発行

眼形成手術に必要な器具の使い方、症例に応じた手術デザインをはじめ、麻酔、消毒、ドレーピングを含めた術中手技の実際を、多数の写真やシェーマを用いて気鋭のエキスパートが解説！
これから眼形成手術を学んでいきたい眼科、形成外科、美容外科の先生方にぜひ手に取っていただきたい１冊です。

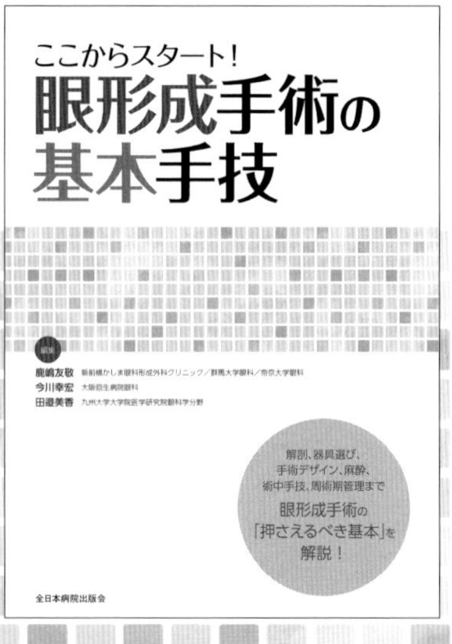
ここからスタート！
眼形成手術の
基本手技
編集
鹿嶋友敬 新前橋かしま眼科形成外科クリニック／群馬大学眼科／帝京大学眼科
今川幸宏 大阪回生病院眼科
田邉美香 九州大学大学院医学研究院眼科学分野
解剖、器具選び、手術デザイン、麻酔、術中手技、周術期管理まで
眼形成手術の「押さえるべき基本」を解説！
全日本病院出版会

CONTENTS

全日本病院出版会
〒113-0033 東京都文京区本郷 3-16-4 Tel：03-5689-5989
www.zenniti.com Fax：03-5689-8030

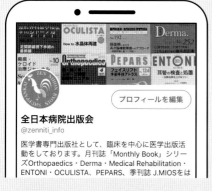

FAXによる注文・住所変更届け

改定：2015年1月

毎度ご購読いただきましてありがとうございます．
読者の皆様方に小社の本をより確実にお届けさせていただくために，FAXでのご注文・住所変更届けを受けつけております．この機会に是非ご利用ください．

◇ご利用方法

FAX専用注文書・住所変更届けは，そのまま切り離してFAX用紙としてご利用ください．また，注文の場合手続き終了後，ご購入商品と郵便振替用紙を同封してお送りいたします．**代金が5,000円をこえる場合，代金引換便とさせて頂きます**．その他，申し込み・変更届けの方法は電話，郵便はがきも同様です．

◇代金引換について

本の代金が5,000円をこえる場合，代金引換とさせて頂きます．配達員が商品をお届けした際に，現金またはクレジットカード・デビットカードにて代金を配達員にお支払い下さい(本の代金＋消費税＋送料)．(※年間定期購読と同時に5,000円をこえるご注文を頂いた場合は代金引換とはなりません．郵便振替用紙を同封して発送いたします．代金後払いという形になります．送料は定期購読を含むご注文の場合は頂きません)

◇年間定期購読のお申し込みについて

年間定期購読は，1年分を前金で頂いておりますため，代金引換とはなりません．郵便振替用紙を本と同封または別送いたします．送料無料，また何月号からでもお申込み頂けます．
毎年末，次年度定期購読のご案内をお送りいたしますので，定期購読更新のお手間が非常に少なく済みます．

◇住所変更届けについて

年間購読をお申し込みされております方は，その期間中お届け先が変更します際，必ずご連絡下さいますようよろしくお願い致します．

◇取消，変更について

取消，変更につきましては，お早めにFAX，お電話でお知らせ下さい．
返品は，原則として受けつけておりませんが，返品の場合の郵送料はお客様負担とさせていただきます．その際は必ず小社へご連絡ください．

◇ご送本について

ご送本につきましては，ご注文がありましてから約1週間前後とみていただきたいと思います．お急ぎの方は，ご注文の際にその旨をご記入ください．至急送らせていただきます．2～3日でお手元に届くように手配いたします．

◇個人情報の利用目的

お客様から収集させていただいた個人情報，ご注文情報は本サービスを提供する目的(本の発送，ご注文内容の確認，問い合わせに対しての回答等)以外には利用することはございません．

その他，ご不明な点は小社までご連絡ください．

株式会社 全日本病院出版会
〒113-0033 東京都文京区本郷3-16-4-7F
電話03(5689)5989　FAX03(5689)8030　郵便振替口座00160-9-58753

FAX 専用注文書

年　月　日

○印	MB OCULISTA 5 周年記念書籍	定価(税込)	冊数
	すぐに役立つ眼科日常診療のポイント—私はこうしている—	10,450 円	

(本書籍は定期購読には含まれておりません)

○印	MB OCULISTA	定価(税込)	冊数
	2021 年__月～12 月定期購読(No.__～105：計__冊)(送料弊社負担)		
	2020 年バックナンバーセット(No. 82～93：計 12 冊)(送料弊社負担)	41,800 円	
	No. 98 こども眼科外来 はじめの一歩—乳幼児から小児まで—	3,300 円	
	No. 97 ICL のここが知りたい—基本から臨床まで—	3,300 円	
	No. 96 眼科診療ガイドラインの活用法 増大号	5,500 円	
	No. 95 確かめよう！乱視の基礎 見直そう！乱視の診療	3,300 円	
	No. 94 達人に学ぶ！最新緑内障手術のコツ	3,300 円	
	No. 93 斜視—基本から実践まで—	3,300 円	
	No. 92 再考！脈絡膜疾患診療	3,300 円	
	No. 84 眼科鑑別診断の勘どころ 増大号	5,500 円	
	No. 72 Brush up 眼感染症—診断と治療の温故知新— 増大号	5,500 円	
	No. 60 進化する OCT 活用術—基礎から最新まで— 増大号	5,500 円	
	No. 48 眼科における薬物療法パーフェクトガイド 増大号	5,500 円	
	その他号数(号数と冊数をご記入ください) No.		

○印	書籍・雑誌名	定価(税込)	冊数
	ストレスチェック時代の睡眠・生活リズム改善実践マニュアル	3,630 円	
	美容外科手術—合併症と対策—	22,000 円	
	ここからスタート！眼形成手術の基本手技	8,250 円	
	超アトラス 眼瞼手術—眼科・形成外科の考えるポイント—	10,780 円	
	PEPARS No. 87 眼瞼の美容外科 手術手技アトラス 増大号	5,500 円	
	PEPARS No. 147 美容医療の安全管理とトラブルシューティング 増大号	5,720 円	

お名前	フリガナ ㊞	診療科
ご送付先	〒　－ □自宅　□お勤め先	
電話番号		□自宅　□お勤め先

雑誌・書籍の申し込み合計 5,000 円以上のご注文は代金引換発送になります

—お問い合わせ先—
㈱全日本病院出版会営業部
電話 03(5689)5989

FAX 03(5689)8030

全日本病院出版会行
FAX 03-5689-8030

年　月　日

住所変更届け

お名前	フリガナ
お客様番号	毎回お送りしています封筒のお名前の右上に印字されております８ケタの番号をご記入下さい。
新お届け先	〒　都道府県
新電話番号	(　　　)
変更日付	年　月　日より　／　月号より
旧お届け先	〒

※ 年間購読を注文されております雑誌・書籍名に✓を付けて下さい。

- □ Monthly Book Orthopaedics（月刊誌）
- □ Monthly Book Derma.（月刊誌）
- □ 整形外科最小侵襲手術ジャーナル（季刊誌）
- □ Monthly Book Medical Rehabilitation（月刊誌）
- □ Monthly Book ENTONI（月刊誌）
- □ PEPARS（月刊誌）
- □ Monthly Book OCULISTA（月刊誌）

FAX 03-5689-8030
全日本病院出版会行

Monthly Book **OCULISTA** バックナンバー一覧

2021.5. 現在

通常号 3,000 円＋税　　増大号 5,000 円＋税

2015 年

No. 23　ポイント解説 眼鏡処方の実際　編／長谷部聡
No. 25　斜視診療のコツ　編／佐藤美保
No. 33　眼内レンズのポイントと合併症対策　編／清水公也

2016 年

No. 34　眼底自発蛍光フル活用　編／安川　力
No. 35　涙道診療 ABC　編／宮崎千歌
No. 40　発達障害者（児）の眼科診療　編／田淵昭雄
No. 43　色覚異常の診療ガイド　編／市川一夫

2017 年

No. 46　見えるわかる 細隙灯顕微鏡検査　編／山田昌和
No. 48　眼科における薬物療法パーフェクトガイド **増大**　編／堀　裕一
No. 49　クローズアップ！交通眼科　編／近藤寛之
No. 50　眼科で見つける！全身疾患　編／平塚義宗
No. 51　酸化ストレスと眼　編／大平明弘
No. 52　初診外来担当医に知っておいてほしい眼窩疾患　編／野田実香
No. 53　複視を診たらどうするか　編／加島陽二
No. 54　実践 黄斑浮腫の診療　編／大谷倫裕
No. 55　緑内障診療に役立つ検査ノウハウ　編／中野　匡
No. 56　こんなときどうする 眼外傷　編／太田俊彦
No. 57　臨床に直結する眼病理　編／小幡博人

2018 年

No. 58　スポーツ眼科 A to Z　編／枝川　宏
No. 59　角膜潰瘍の診かた・治しかた　編／白石　敦
No. 60　進化する OCT 活用術―基礎から最新まで― **増大**　編／辻川明孝
No. 61　イチからはじめる神経眼科診療　編／敷島敬悟
No. 62　実践！白内障難症例手術に挑む　編／徳田芳浩・松島博之
No. 63　これでわかる眼内レンズ度数決定のコツ　編／須藤史子
No. 64　日常診療で役立つ眼光学の知識　編／川守田拓志
No. 65　結膜疾患の診断と治療実践ガイド　編／横井則彦
No. 66　もっと知りたいオルソケラトロジー　編／吉野健一
No. 67　老視のすべて　編／神谷和孝
No. 68　眼科医のための糖尿病トータルガイド　編／馬場園哲也・北野滋彦
No. 69　IT・AI 未来眼科学　編／吉冨健志

2019 年

No. 70　主訴から引く眼瞼疾患診療マニュアル　編／根本裕次
No. 71　歪視の診断と治療　編／今村　裕
No. 72　Brush up 眼感染症―診断と治療の温故知新― **増大**　編／江口　洋
No. 73　これでわかる自己免疫性眼疾患　編／堀　純子
No. 74　コンタクトレンズトラブルシューティング　編／糸井素純
No. 75　知っておきたい稀な網膜・硝子体ジストロフィ　編／堀田喜裕
No. 76　流涙を診たらどうするか　編／井上　康
No. 77　ロービジョンケア update　編／加藤　聡
No. 78　眼瞼形成手術―形成外科医の大技・小技―　編／村上正洋
No. 79　眼科医のための皮膚疾患アトラス　編／千貫祐子
No. 80　令和の白内障手術　編／小早川信一郎
No. 81　おさえておきたい新しい前眼部検査　編／山田昌和

2020 年

No. 82　眼科手術の適応を考える　編／溝田　淳
No. 83　知らずにすまない神経眼科疾患！　編／中村　誠
No. 84　眼科鑑別診断の勘どころ **増大**　編／柳　靖雄
No. 85　よくわかる屈折矯正手術　編／稗田　牧
No. 86　眼科におけるリスクマネジメントのポイント　編／峰村健司
No. 87　ここまでできる緑内障診療　編／中澤　徹
No. 88　スマホと眼 Pros & Cons　編／猪俣武範
No. 89　眼科不定愁訴と疾患症候のギャップを埋める　編／﨑元　暢
No. 90　眼科開業の New Vision―医療界の変化を見据えて―　編／上田俊介・大木孝太郎・井上賢治
No. 91　職業性眼障害のマネージメント　編／近藤寛之
No. 92　再考！脈絡膜疾患診療　編／辻川明孝
No. 93　斜視―基本から実践まで―　編／杉山能子

2021 年

No. 94　達人に学ぶ！最新緑内障手術のコツ　編／谷戸正樹
No. 95　確かめよう！乱視の基礎 見直そう！乱視の診療　編／大内雅之
No. 96　眼科診療ガイドラインの活用法 **増大**　編／白根雅子
No. 97　ICL のここが知りたい―基本から臨床まで―　編／北澤世志博
No. 98　こども眼科外来 はじめの一歩―乳幼児から小児まで―　編／野村耕治・中西（山田）裕子

各目次等の詳しい内容はホームページ（www.zenniti.com）をご覧ください.

次号予告(7月号)

オキュラーサーフェス診療の基本と実践

編集企画／広島大学診療教授　　近間泰一郎

掲載広告一覧

No. 99　編集企画：
根岸貴志　順天堂大学准教授

Monthly Book OCULISTA　No. 99

2021年6月15日発行（毎月15日発行）
定価は表紙に表示してあります.
Printed in Japan

発行者　　末　定　広　光
発行所　　株式会社　**全日本病院出版会**
〒113-0033 東京都文京区本郷3丁目16番4号7階
電話 (03)5689-5989　Fax (03)5689-8030
郵便振替口座 00160-9-58753
印刷・製本　三報社印刷株式会社　　電話 (03)3637-0005
広告取扱店　㈱メディカルブレーン　電話 (03)3814-5980